杨莹洁

川派中医药名家系列丛书

万　英　主编

U0346407

中国中医药出版社
·北　京·

图书在版编目（CIP）数据

川派中医药名家系列丛书.杨莹洁/万英主编.—北京：中国中医药
出版社，2015.11
ISBN 978-7-5132-2786-5

Ⅰ.①川… Ⅱ.①万… Ⅲ.①杨莹洁（1911~2007）—生平事
迹②中医学—临床医学—经验—中国—现代 Ⅳ.① K826.2 ② R249.7

中国版本图书馆 CIP 数据核字 (2015) 第 243246 号

中国中医药出版社出版
北京市朝阳区北三环东路 28 号易亨大厦 16 层
邮政编码　100013
传真　010 64405750
三河市鑫金马印刷有限公司印刷
各地新华书店经销
＊
开本 710×1000　1/16　印张 11.5　彩插 1　字数 175 千字
2015 年 11 月第 1 版　2015 年 11 月第 1 次印刷
书号　ISBN 978-7-5132-2786-5
＊
定价　39.00 元
网址　www.cptcm.com

如有印装质量问题请与本社出版部调换
版权专有　侵权必究
社长热线　010 64405720
购书热线　010 64065415　010 64065413
微信服务号　zgzyycbs
书店网址　csln.net/qksd/
官方微博　http://e.weibo.com/cptcm
淘宝天猫网址　http://zgzyycbs.tmall.com

《川派中医药名家系列丛书》编委会

总 主 编：杨殿兴　田兴军
副总主编：冯兴奎　罗　建　张　毅　和中浚
编　　委：（以姓氏笔画为序）
　　　　　方　清　尹　莉　甘绍华　龙　婉　刘晓蓉
　　　　　苏小川　张大鸣　贾建勋　徐　涛
编写秘书：吴亚梅　邢　军

《杨莹洁》编委会

主　　编：万　英
编　　委：鲜小龙　赵相雨　杨春瑜

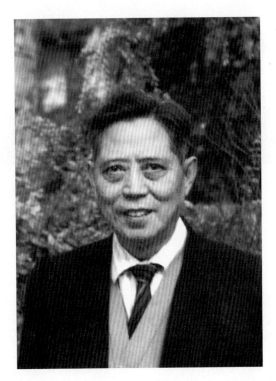

杨莹洁先生88岁留影

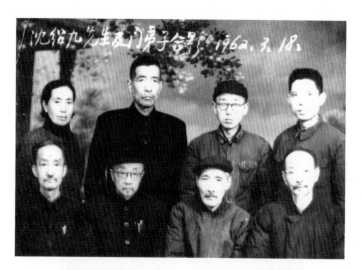

1962年杨莹洁先生（后排右一）和沈绍九老先生(前排右二)
与同门师兄弟在一起

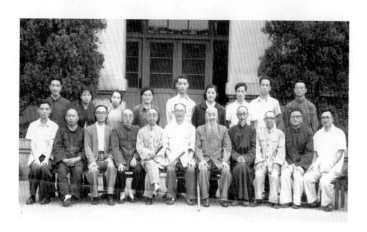

1963年杨莹洁先生（前排左一）与结业学徒合影

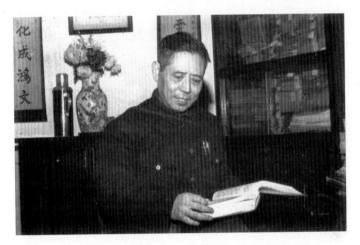

杨莹洁先生博览群书

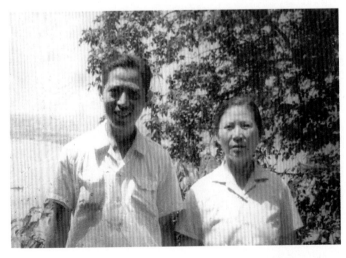

1977年杨莹洁先生与夫人于乐山乌尤寺合影

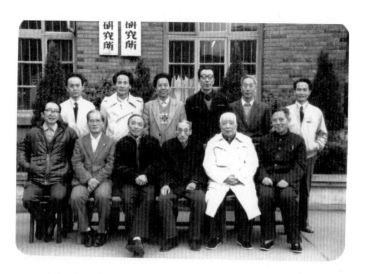

1985年杨莹洁先生（前排右一）与四川省中医药科学院诸位专家在一起

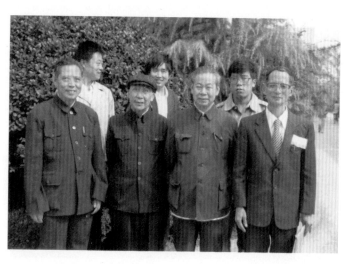

1986年杨莹洁先生（前排左一）参加成都中医药大学研究生答辩

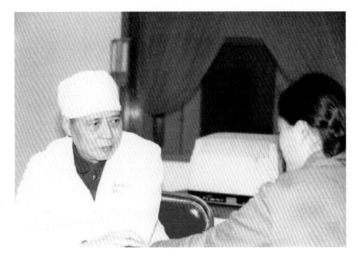

杨莹洁先生诊疗患者

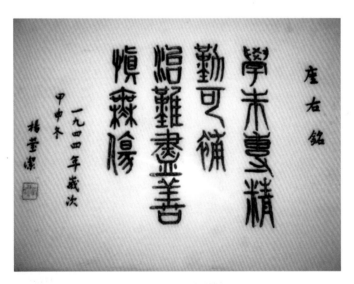

杨莹洁先生手书座右铭

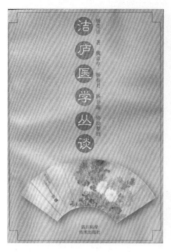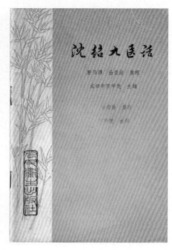

杨莹洁先生编写的《洁庐医学丛谈》《沈绍九医话》书影

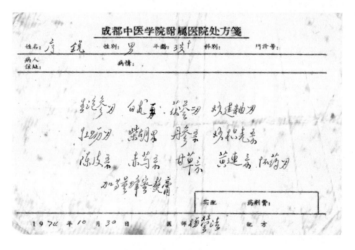

杨莹洁先生手书处方

杨序————加强文化建设，唱响川派中医

四川，雄居我国西南，古称巴蜀，成都平原自古就有天府之国的美誉，天府之土，沃野千里，物华天宝，人杰地灵。

四川号称"中医之乡、中药之库"，巴蜀自古出名医、产中药，据历史文献记载，从汉代至明清，见诸文献记载的四川医家有 1000 余人，川派中医药影响医坛 2000 多年，历久弥新；川产道地药材享誉国内外，业内素有"无川（药）不成方"的赞誉。

医派纷呈　源远流长

经过特殊的自然、社会、文化的长期浸润和积淀，四川历朝历代名医辈出，学术繁荣，医派纷呈，源远流长。

汉代以涪翁、程高、郭玉为代表的四川医家，奠定了古蜀针灸学派。郭玉为涪翁弟子，曾任汉代太医丞。涪翁为四川绵阳人，曾撰著《针经》，开巴蜀针灸先河，影响深远。1993 年，在四川绵阳双包山汉墓出土了最早的汉代针灸经脉漆人；2013 年，在成都老官山再次出土了汉代针灸漆人和 920 支医简，带有"心""肺"等线刻小字的人体经穴髹漆人像在我国考古史上是首次发现，应是迄

今我国发现的最早、最完整的经穴人体医学模型，其精美程度令人咋舌！又一次证明了针灸学派在巴蜀的渊源和影响。

四川山清水秀，名山大川遍布。道教的发祥地青城山、鹤鸣山就坐落在成都市。青城山、鹤鸣山是中国的道教名山，是中国道教的发源地之一，自东汉以来历经 2000 多年，不仅传授道家的思想，道医的学术思想也因此启蒙产生。道家注重炼丹和养生，历代蜀医多受其影响，一些道家也兼行医术，如晋代蜀医李常在、李八百，宋代皇甫坦，以及明代著名医家韩懋（号飞霞道人）等，可见丹道医学在四川影响深远。

川人好美食，以麻、辣、鲜、香为特色的川菜享誉国内外。川人性喜自在休闲，养生学派也因此产生。长寿之神——彭祖，号称活了 800 岁，相传他经历了尧舜夏商诸朝，据《华阳国志》载，"彭祖本生蜀"，"彭祖家其彭蒙"，由此推断，彭祖不但家在彭山，而且他晚年也落叶归根于此，死后葬于彭祖山。彭祖山坐落在成都彭山县，彭祖的长寿经验在于注意养生锻炼，他是我国气功的最早创始人，他的健身法被后人写成《彭祖引导法》。他善烹饪之术，创制的"雉羹之道"被誉为"天下第一羹"，屈原在《楚辞·天问》中写道："彭铿斟雉，帝何飨？受寿永多，夫何久长？"反映了彭祖在推动我国饮食养生方面所做出的贡献。五代、北宋初年，著名的道教学者陈希夷，是四川安岳人，著有《指玄篇》《胎息诀》《观空篇》《阴真君还丹歌注》等。他注重养生，强调内丹修炼法，将黄老的清静无为思想、道教修炼方术和儒家修养、佛教禅观会归一流，被后世尊称为"睡仙""陈抟老祖"。现安岳县有保存完整的明代陈抟墓，以及陈抟的《自赞铭》，这是全国独有的实物。

四川医家自古就重视中医脉学，成都老官山出土的汉代医简中就有《五色脉诊》（原有书名）一书，其余几部医简经初步整理暂定名为《敝昔医论》《脉死候》《六十病方》《病源》《经脉书》《诸病症候》《脉数》等。学者经初步考证推断极有可能为扁鹊学派已经亡佚的经典书籍。扁鹊是脉学的倡导者，而此次出土的医书中脉学内容占有重要地位，一起出土的还有用于经脉教学的人体模型。唐代杜光庭著有脉学专著《玉函经》3卷，后来王鸿骥的《脉诀采真》、廖平的《脉学辑要评》、许宗正的《脉学启蒙》、张骥的《三世脉法》等，均为脉诊的发展做出了贡献。

咎殷，唐代四川成都人。咎氏精通医理，通晓药物学，擅长妇产科。唐大中年间，他将前人有关经、带、胎、产及产后诸症的经验效方及自己临证验方共378首，编成《经效产宝》3卷，是我国最早的妇产科专著。加之北宋时期的著名妇产科专家杨子建（四川青神县人）编著的《十产论》等一批妇产科专论，奠定了巴蜀妇产学派的基石。

宋代，以四川成都人唐慎微为代表撰著的《经史证类备急本草》，为官刊本草，集宋代本草之大成，促进了本草学派的发展。宋代是巴蜀本草学派的繁荣发展时期，陈承的《补注神农本草并图经》，孟昶、韩保升的《蜀本草》等，丰富、发展了本草学说，明代李时珍的《本草纲目》正是在此基础上产生的。

宋代也是巴蜀医家学术发展最活跃的时期。四川成都人、著名医家史崧献出了家藏的《灵枢》，校正并音释，名为《黄帝素问灵枢经》，由朝廷刊印颁行，为中医学发展做出了重大贡献，可以说，没有史崧的奉献就没有完整的《黄帝内经》。虞庶撰著的《难经注》、杨康侯的《难经续演》，为医经学派的发展奠定了基础。

史堪，四川眉山人，为宋代政和年间进士，官至郡守，是宋代士人而医的代表人物之一，与当时的名医许叔微齐名，其著作《史载之方》为宋代重要的名家方书之一。同为四川眉山人的宋代大文豪苏东坡，也有《苏沈内翰良方》（又名《苏沈良方》）传世，是宋人根据苏轼所撰《苏学士方》和沈括所撰《良方》合编而成的中医方书。加之明代韩懋的《韩氏医通》等方书，一起成为巴蜀医方学派的代表。

四川盛产中药，川产道地药材久负盛名，以回阳救逆、破阴除寒的附子为代表的川产道地药材，既为中医治病提供了优良的药材，也孕育了以附子温阳为大法的扶阳学派。清末四川邛崃人郑钦安提出了中医扶阳理论，他的《医理真传》

《医法圆通》《伤寒恒论》为奠基之作，开创了以运用附、姜、桂为重点药物的温阳学派。

清代西学东进，受西学影响，中西汇通学说开始萌芽，四川成都人唐宗海以敏锐的目光捕捉西学之长，融汇中西，撰著了《血证论》《医经精义》《本草问答》《金匮要略浅注补正》《伤寒论浅注补正》，后人汇为《中西汇通医书五种》，成为"中西汇通"的第一种著作，也是后来人们将主张中西医兼容思想的医家称为"中西医汇通派"的由来。

名医辈出　学术繁荣

新中国成立后，历经沧桑的中医药，受到党和国家的高度重视，在教育、医疗、科研等方面齐头并进，一大批中医药大家焕发青春，在各自的领域里大显神通，中医药事业欣欣向荣。

四川中医教育的奠基人——李斯炽先生，在 1936 年创立了"中央国医馆四川分馆医学院"，简称"四川国医学院"。该院为国家批准的办学机构，虽属民办但带有官方性质。四川国医学院也是成都中医学院（现成都中医药大学）的前身，当时汇集了一大批中医药的仁人志士，如内科专家李斯炽、伤寒专家邓绍先、中药专家凌一揆等，还有何伯勋、杨白鹿、易上达、王景虞、周禹锡、肖达因等一批蜀中名医，可谓群贤毕集，盛极一时。共招生 13 期，培养高等中医药人才 1000 余人，这些人后来大多数都成了新中国成立后的中医药领军人物，成了四川中医药发展的功臣。

1955 年国家在北京成立了中医研究院，1956 年在全国西、北、东、南各建立了一所中医学院，即成都、北京、上海、广州中医学院。成都中医学院第一任院长由周恩来总理亲自任命。李斯炽先生继创办四川国医学院之后又成为成都中医学院的第一任院长。成都中医学院成立后，在原国医学院的基础上，又汇集了一大批有造诣的专家学者，如内科专家彭履祥、冉品珍、彭宪章、傅灿冰、陆干甫；伤寒专家戴佛延；医经专家吴棹仙、李克光、郭仲夫；中药专家雷载权、徐楚江；妇科专家卓雨农、曾敬光、唐伯渊、王祚久、王渭川；温病专家宋鹭冰；外科专家文琢之；骨、外科专家罗禹田；眼科专家陈达夫、刘松元；方剂专家陈潮祖；医古文专家郑孝昌；儿科专家胡伯安、曾应台、肖正安、吴康衡；针灸专家余仲权、薛鉴明、李仲愚、蒲湘澄、关吉多、杨介宾；医史专家孔健民、李介民；中医发展战略专家侯占元等。真可谓人才济济，群星灿烂。

北京成立中医高等院校、科研院所后，为了充实首都中医药人才的力量，四川一大批中医名家进驻北京，为国家中医药的发展做出了巨大贡献，也展现了四川中医的风采！如蒲辅周、任应秋、王文鼎、王朴城、王伯岳、冉雪峰、杜自明、李重人、叶清心、龚志贤、方药中、沈仲圭等，各有精专，影响广泛，功勋卓著。

北京四大名医之首的萧龙友先生，为四川三台人，是中医界最早的学部委员（院士，1955 年）、中央文史馆馆员（1951 年），集医道、文史、书法、收藏等于一身，是中医界难得的全才！其厚重的人文功底、精湛的医术、精美的书法、高尚的品德，可谓"厚德载物"的典范。2010 年 9 月 9 日，故宫博物院在北京为萧龙友先生诞辰 140 周年、逝世 50 周年，隆重举办了"萧龙友先生捐赠文物精品展"，以缅怀和表彰先生的收藏鉴赏水平和拳拳爱国情怀。萧龙友先生是一代举子、一代儒医，精通文史，书法绝伦，是中国近代史上中医界的泰斗、国学家、教育家、临床大家，是四川的骄傲，也是我辈的楷模！

追源溯流　振兴川派

时间飞转，掐指一算，我自 1974 年赤脚医生的"红医班"始，到 1977 年大学学习、留校任教、临床实践、跟师学习、中医管理，入中医医道已 40 年，真可谓弹指一挥间。俗曰：四十而不惑，在中医医道的学习、实践、历练、管理、推进中，我常常心怀感激，心存敬仰，常有激情冲动，其中最想做的一件事就是将这些中医药实践的伟大先驱者，用笔记录下来，为他们树碑立传、歌功颂德！缅怀中医先辈的丰功伟绩，分享他们的学术成果，继承不泥古，发扬不离宗，认祖归宗，又学有源头，师古不泥，薪火相传，使中医药源远流长，代代相传，永续发展。

今天，时机已经成熟，四川省中医药管理局组织专家学者，编著了大型中医专著《川派中医药源流与发展》，横跨 2000 年的历史，梳理中医药历史人物、著作，以四川籍（或主要在四川业医）有影响的历史医家和著作为线索，理清历史源流和传承脉络，突出地方中医药学术特点，认祖归宗，发扬传统，正本清源，继承创新，唱响川派中医药。其中，"医道溯源"是以清代以前的川籍或在川行医的中医药历史人物为线索，介绍医家的医学成就和学术精华，作为各学科发展的学术源头。"医派流芳"是以近现代著名医家为代表，重在学术流派的传承与发展，厘清流派源流，一脉相承，代代相传，源远流长。

我们在此基础上，还编著了《川派中医药名家系列丛书》，汇集了一大批近现代四川中医药名家，遴选他们的后人、学生等整理其临床经验、学术思想编辑成册。预计编著一百人，这是一批四川中医药的代表人物，也是难得的宝贵文化遗产，今天，经过大家的齐心努力终于得以付梓。在此，对为本系列书籍付出心血的各位作者、出版社编辑人员一并致谢！

由于历史久远，加之编撰者学识水平有限，书中罅、漏、舛、谬在所难免，敬望各位同仁、学者，提出宝贵意见，以便再版时修订提高。

中华中医药学会　副会长

四川省中医药学会　会　长

四川省中医药管理局　原局长　杨殿兴

成都中医药大学　教授、博士生导师

2015 年春于蓉城雅兴轩

王序

1965 年春，杨莹洁老师与我初识并共事于成都中医学院附属医院，共十有五年。因专业各异，他亦未在医院宿舍居住，故罕有见面。1979 年四川省中医研究所成立后，相逢于同一会议的机会虽不多，但他"风流不在谈锋胜，袖手无言味最长"的"温、良、恭、俭、让"儒雅风度，却时萦脑际。

1975 年《沈绍九医话》和 1998 年《洁庐医学丛谈》出版。承杨老惠赠，拜读后，对其渊博之中医学识卓见与医德修养，乃有更深的了解。在"记成都名医沈绍九"一文中，溢于字里行间的尊师重道情怀，尤令我感慨钦佩。而对"医者意也"旁征博引为"医者理也"的训诂订正，更是我解惑之师，受益匪浅。

至于杨老对中医更加翔实之业绩贡献、精湛医技和可借鉴传承之学术经验，川派中医药名家系列丛书之《杨莹洁》将有精彩阐述。本书付梓在即，应主编万英主任中医师嘱，秉缅怀前贤之诚，谨以为序。

王成荣

2014 年 3 月 27 日于四川省第二中医医院

编写说明

杨莹洁老先生从医 70 余载，把毕生精力献给了中医事业，在中医基础理论方面有许多独到精辟的见解，在临床方面精于儿科而兼长内妇科，医名享誉蜀中。

我大学毕业分配到儿科工作，有幸跟随杨老临证学习，由此结下了珍贵的师生之缘。初见杨老，给我留下了深刻的印象。但见杨老黑发红颜，精力充沛，对患儿和蔼可亲，诊治数十病人而望闻问切一丝不苟，并一一亲自书写病历和处方，笔迹工整娟秀，俨然五旬之儒雅医者。诊病之余闲谈，得知杨老时年已七十有七，惊讶之余更心生钦佩。

杨老平易近人，诲人不倦，是我传道授业解惑之师，使我受益终生。受时代及政策影响，杨老一生未曾正式收徒，此乃无可弥补的遗憾。但在其行医生涯中，受其点拨、身教的后辈甚多，因其中医理论深厚，虽以儿科为主，但内妇杂病亦长，故受教者各科皆有。

受当时医疗设备及技术限制，很多病案中的实验室检查指标现在已经不再使用或已淘汰，为尊重历史真实仍将其保留，并尽量做出相应的解释。本书中杨老的医案，部分杨老已自加按语，贯之以"杨老按"；对杨老医案的理解体会，贯之以"编者按"。在学术思想中用于举例的医案，为避免重复，未再收录于临床经验的医案中。

杨老一生经历国家的多个时代，又淡泊名利，因技术及时代原因，其资料保存、流传不多，在本书的编写工作中，我及课题组的成员多方查询收集资料，结合杨老多年之言传身教，尽力阐释，辑成此书。然遗漏错误之处在所难免，望同道提出宝贵的意见和建议，以便进一步修订提高。

在本书的编写过程中，得到了杨老家属的大力协助，提供了大量珍贵的原始资料；曾随杨老诊病的李超群、廖品森两位同志，亦提供了杨老临证的部分资料，在此一并致谢。本课题来源于四川省中医药管理局"川派中医药名家学术思想及临床经验研究专项"，为本书的编写及出版提供了理论指导和资金保障。川派中医药名家系列丛书的出版，实乃四川中医继承发扬之大举，于我辈有幸，于中医有幸。

万英

2014 年 4 月 8 日于四川省第二中医医院

目 录 ——————————————————————————————

生平简介

川派中医药名家系列丛书

杨莹洁

一、师出名门，享誉蜀中

杨莹洁（1911—2007），四川省中医药科学院中医研究所主任医师，成都人。

杨老幼时家贫而生性至孝，三岁失怙，由慈母养育成人。少时从前清秀才叶质彬读经近十年，于研习古文打下良好的基础。幼时因母病延医困难而早萌学医之念，故其间自学《医学三字经》《药性赋》等浅近医书，初识轩岐，后考入四川美专学艺。

20世纪20年代，蜀中名医沈绍九先生在成都以善治疑难重症享有盛誉，从学者众，杨老心生景慕，多次请求拜门称弟子，愿列门墙。沈翁皆以年老无力教学婉辞。杨老不气馁，固请不已。1928年，沈绍九先生察其言，观其行，知其贤，乃许之。遂辍学列于绍九先生门墙，专心致志师事沈翁。沈师教学是以"取法乎上，仅得乎中"，学以致用为指导思想，对学生要求甚高，督促甚严，凡指定阅读书籍，不熟读了解，抄方潦草，均当面训斥，人有不堪。惟杨老从学之日起，以投名师不易而倍加珍惜，终日刻苦砥砺，不少懈惰，每日列坐待诊，聆听教诲无倦容，一志于医，心无旁骛，故深受沈翁器重，乃悉心指点，倾囊相授。通过耳濡目染，口传心授，结合本人努力，杨老在学医上有了较快的进步，故杨老入门虽晚，学业却精，成为蜀中名医沈绍九最赏识的一个及门弟子。

1933年，为了把所学的理论用于实际，在沈师作后盾的前提下，杨老得沈翁颔许开业行医。除不断学习外，经常向沈师汇报诊治心得，如遇疑难重症，经沈师分析指导，患者的病情往往得到减轻，病人也日渐增加。1936年，沈师病逝，杨老仍继续行医。

1956年起，杨老先后参加成都市第一人民医院、成都市中医药研究所、成都中医学院的临床、科研、教学等工作。杨老对待工作，勤勤恳恳，认真负责，特别是对科研工作，卓有成效。

1957～1958年，杨老在成都市第一人民医院参加对"急性黄疸型肝炎"的科研工作，取得一定的成果。1961年，河南肝炎流行，杨老应河南省领导邀请，赴豫协助防治肝炎工作，与当地医务工作者一起经过两月余的共同努力，使该病基本得到控制，受到豫省领导的好评和奖励。

1979年，杨老调入四川省中医研究所（现四川省中医药科学院中医研究所、四川省第二中医医院）。

1980年，杨老被聘为四川省中医药管理局医技顾问委员会顾问，《四川中医》编委。

1984年，以杨老多年验方"健儿散"为主方的治疗小儿厌食症的科研项目，荣获卫生部甲级科学技术成果奖。

1986年，杨老获四川省政府颁发的"从事科研工作50年以上荣誉证书"。

1993年，杨老获国务院特殊津贴。

二、尊师重道，博采众家之长

在学术上，杨老主张"勤求古训，博采众家，精于明理"，受《医宗金鉴·凡例》所说的"医者书不熟则理不明，理不明则识不精，遇病游移，漫无定见，药证不和难以奏效"的启发，杨老主张学习中医学必须博览兼收。

在疾病诊断方面，杨老提出"重视临床辨证治病，明察根本"。他认为以阴阳作诊断，如果不结合脏腑，未免过于原则，使人有空泛而不具体的感觉。疾病未找出致病原因时，慎勿孟浪给药。他认为，不论是病人的自觉证还是他觉证，从中医理论体系上讲，均是辨识疾病的客观证据。现代科学检验的结果，一定要按照中医理论进行分析。故而他的治疗善于从现象中抓本质，抓主流。

在治学、科研、诊病方面，杨老秉承"严谨治学，实事求是，重视经验的总结与积累"的态度。他十分重视学习别人的成功经验，而对失败的教训更是反复深入探讨，希冀能找出发生错误的根源，以免后人重蹈覆辙。为此，他拟出"学未专精勤可补，治难尽善慎无伤"作为座右铭以自警。积累病历，找出治疗规律，然后逐项分析，杨老对于每一位科研病人出院，均写出简要的个案小结。这样不仅便于观察整个病情的发展及施治后产生疗效的原因，还可以从中发现问题并找出规律。如他写的"治疗流行性乙型脑炎的体会"，便是从治疗本病的小结中寻根溯源总结出来的。至于确定验方秘方的效果，他一般是先作具体分析，再提出研究方案。比如他珍藏多年的验方"健儿散"，原方有多种补药在内，其原因是新中国成立前人民生活艰苦，儿童营养不良者居多，故使用有效。新中国成立后人民生活水平逐步有了提高，加上一对夫妇只生一个孩子，父母往往出于溺爱，饮食不节，致使营养紊乱，情况与新中国成立前有了根本变化，于是杨老针对不同的情况，减少原方中的补药，增加和胃之品。经过验证，疗效显著。其不故步自封，因势变化有如斯也。

杨老在医学上涉猎广博，尤对脉学及蜀中医史颇有研究。临床诊治疾病，内外妇儿皆有基础，而不局限于专科。在儿科及内科肝病方面犹有建树。

对于中医的传承，杨老于 1975 年执笔，与沈门同学唐伯渊医师合编《沈绍九医话》，由人民卫生出版社出版，获得成都中医学院的嘉奖。为了表彰前辈名医的品德和医术，杨老先后在《四川文史资料选辑·4 辑》中发表"记薛崇名在成都行医概略"，在《成都卫生资料汇编·1 期》中发表"黄绪香学医前后"等文章，为中医界留下了可贵的资料。

"文革"后，杨老多方收集资料，于 1985 年写成《增补沈绍九医话》，对沈绍九先生的医案医话进行了整理和补充。

杨老一生尊师重道，时时维护沈绍九先生的声誉，如其 1983 年发表在成都中医学院学报上的文章"对'成都名医外传沈绍九'一文的意见"，就某些人对先生的诋毁进行了据理抨击。

1998年，杨老将自己行医感悟、学医体会、读书笔记、对方药的应用理解、学术讨论、部分医案、经验总结汇集成书，著成《洁庐医学丛谈》一书，以启后辈晚学。

杨老在临床中善于总结他人经验，绝无一般师徒医者的门户之见，先后发表、记录了《南瓜治疗烫伤的探索》《肠痈秘方》《喻嘉言治金道宾前后案按》《与中医研究院沈仲圭教授讨论驯龙汤有关问题》等与他人争鸣、探讨的论文。

三、医德高尚，淡泊名利

杨老一生学识渊博，潜心于临床与科研，医德高尚，以治病救人为最大乐事，淡泊名利，家庭和睦，儿孙满堂。

在养生方面，杨老特别强调健脑与健身相结合。博览群书以健脑，无论古今中外、时事新闻、市井趣事，广而阅之。杨老认为体育锻炼应根据年龄、体质选择不同的运动方法，中老年人学习太极拳比较合适，因为太极拳不单纯是一项肢体运动，而是一项思维与肢体相结合的运动，即以思维为主导去安排周身一切的运动，并能调节情志，且动作缓慢，用意不用力，不致于引起伤残。杨老于70岁高龄拜师学习太极拳，并有较深的造诣，多年来每日坚持练习太极拳，至仙逝从未间断。诊病之余，杨老常与老友博弈象棋，成为医院里的一道风景。故杨老年逾九十，仍神清气朗，起居有时，精神许可则不断钻研业务，为患者诊病。并时时指导后辈晚学，探讨医学最新发展，使近者受益良多。

临床经验

川派中医药名家系列丛书

杨莹洁

一、医案

（一）内科医案

1. 气虚外感

李某，女，72 岁。初诊：1981 年 7 月 15 日。主诉：头晕、咳嗽 2 天。病史：患者两周前曾患感冒，服中药已基本好转，前天因受凉后感冒复发，自觉发烧，体温不高，偶有咳嗽头晕。现患者面黄，咳嗽，咯吐浓痰，不思食，心中不适，头晕头痛，时冷时热，全身酸痛，大便秘结，小便热黄，体温 37.5℃，舌质暗红，舌边有瘀点，舌苔淡黄厚腻，脉浮弱。

诊断：感冒。

辨证：气虚外感。

治法：扶正疏解。

方剂：人参败毒散加减。

处方：

明沙参 18g	羌活 4.5g	独活 4.5g	茯苓 9g
川芎 6g	柴胡 4.5g	前胡 4.5g	苏叶 6g
藿香 9g	桔梗 6g	枳壳 6g	滑石 9g
黄芩 9g	杏仁 9g	甘草 4.5g	

调护：避风寒，清淡饮食。

二诊（1981 年 7 月 20 日）：患者已不发烧，纳差，呃气，全身乏力，两肋胀痛，大便如常，小便热（服药后已不黄），舌质红，尤其是前半部，苔淡黄，中部、根部厚且乏津，口干不思饮水，微咳有痰，脉弦数（94 次/分）。

处方：

南沙参 18g	茯苓 9g	麦冬 12g	法半夏 9g
石斛 12g	扁豆 9g	谷芽 15g	麦芽 15g
连翘 9g	冬瓜子 15g	金银花 15g	甘草 3g
怀山药 15g	白芍 9g		

调护：同前。

三诊（1981 年 7 月 25 日）：全身紧，喜冷饮，口苦无味，胃口不开，腹胀，大便正常，小便黄热，口唇红，舌质红，苔淡黄少津，脉弦数（90 次 / 分）。守方加减：上方去冬瓜子、法半夏、金银花，加玉竹 12g，女贞子 15g，旱莲草 15g，制首乌 15g。

四诊（1981 年 7 月 28 日）：口苦无味，口渴，喜冷饮，纳差，大便正常，尿黄，舌红苔黄，脉细数无力。

处方：

泡参 24g	茯苓 9g	麦冬 12g	扁豆 9g
谷芽 15g	麦芽 15g	山药 15g	白芍 7g
玉竹 12g	女贞子 15g	制首乌 15g	旱莲草 15g
黄芩 9g	甘草 3g		

编者按：虚人外感是指正虚之人外感。正如《素问·评热病论》中云："邪之所凑，其气必虚。"正虚，不外气血阴阳虚损，故虚人外感有气虚、阳虚、阴虚、血虚诸型之分，其中尤以气虚外感为常见，多基于脾胃内伤。如李东垣的《脾胃论·饮食劳倦所伤始为热中论》中云："脾胃虚弱，则下流于肾，阴火得以乘土位……脾胃之气下流，使谷气不得升浮，是春生之令不升，则无阳以护其荣卫，则不任风寒，乃生寒热，此皆脾胃之气不足所致也。"正气内伤实质是脾胃内伤或脾胃虚弱，脾胃虚弱则中气不足，阳气不升，无阳以护其荣卫，不任风寒，外邪乘虚而入。其治法当以补中升阳为主，不可以常法发散，否则正易虚，邪易稽留不去。本案中杨老采用明沙参、泡参（即南沙参）、麦冬、石斛、玉竹、女贞子、制首乌、旱莲草以益气养阴，意在扶

正；茯苓、扁豆、法半夏、谷芽、麦芽、怀山药、冬瓜子可健脾除湿；桔梗、枳壳、杏仁、前胡可宣肺止咳；羌活、独活、苏叶、藿香、柴胡可祛风解表；黄芩、金银花、连翘可清热解毒。

2. 湿热咳嗽

张某，男，53岁。初诊：1981年6月3日。主诉：咳嗽4天。病史：患者4天前因感冒后出现低热，头晕，头昏，微恶寒，无咽痒，咯白色泡沫痰，遇温度变化则咳嗽明显。服西药出汗后稍好转。既往有慢性支气管炎病史。现咳嗽阵发，日夜均甚，咯白色泡沫痰。偶有气紧，声嘶，咽痛咽干，大便正常，小便黄数，咽部充血，舌尖略红，苔黄厚腻，脉弦细（84次/分）。

诊断：咳嗽。

辨证：湿热郁滞。

治法：宣肺止咳，清热祛湿。

方剂：藿朴夏苓汤加减。

处方：

苏子9g	苏梗6g	杏仁9g	茯苓9g
厚朴9g	薏苡仁15g	瓜蒌壳9g	冬瓜子15g
藿香9g	黄芩9g	枇杷叶15g	

上方服2剂。

调护：勿食辛辣肥甘生冷之物。

复诊（1981年6月5日）：服上药后夜已不咳，日间仍咳，咯白色泡沫痰，二便少，纳呆，咽痛咽干，咽部充血，舌尖红痛，舌根黄厚腻，脉弦细（84次/分）。守方加减：上方加芦根31g，鱼腥草15g。2剂而愈。

编者按：《病机式要》谓："肺病则咳嗽，谓有痰有声，因肺气受伤，动乎脾湿而然也。若只有声而无痰，是咳之名，肺气伤而不清也。有痰而无声，谓之嗽，脾湿动而为痰也。"薛生白对湿热为病的病机进行了阐述："太阴内伤，湿饮停聚，客邪再至，内外相引，故病湿热，此皆先有内伤，再感客邪。"杨老认为，四川为盆地气候，易聚水湿，其民多以热为病，法当清热祛湿，宣肺止咳，诚如《温热经纬》记载："湿热证，咳嗽，昼夜不安，甚至喘不得眠者……宜葶苈、枇杷叶、六一散等味。"本案中杨老以薏苡仁、冬瓜子、茯苓淡渗利湿，以藿香、苏梗、厚朴化湿和中，以苏子、枇杷叶、杏仁宣肺化痰，以黄芩、鱼腥草清泻肺热。

3. 恙虫过敏性哮喘

某女，53岁。初诊：1968年夏。主诉：反复咳嗽5年，加重1周。病史：患咳嗽、哮喘已5年，每于夏、秋季发作。发病时皮肤瘙痒，如虫爬行，随机在痒处发现一小虫，微如针尖。现患者形体消瘦，精神萎顿，面色晦滞，喘息摇肩，痰多气促，时有微热，大便量少不畅，小便短黄，舌上满布淡黄滑苔，脉弦滑，微数有力。胸透可见双肺纹理增多。血常规检查，除嗜酸性细胞示5%外，其他未发现异常。

诊断：哮喘。

辨证：痰热壅滞，肃降失权。

治法：肃肺降逆，清热祛痰。

方剂：贝母瓜蒌散。

处方：

杏仁10g	瓜蒌壳10g	黄芩10g	薏苡仁15g
浙贝母10g	法半夏10g	茯苓10g	芦根15g
冬瓜子15g	莱菔子10g	海蜇皮15g（洗）	山慈菇30g
甘草10g			

患者服8剂后，病情明显好转。仍用原方加蜂蜜熬膏，连服3个月后，症状完全消失。随访十余年，未见复发。

杨老按：在治疗过程中，患者曾捉得小虫，其形态如疥虫，色赤，爬行活跃。经寄生虫病专家鉴定，确认为恙螨。并谓此虫钻入人体皮肤后，分泌一种毒液，致皮肤隆起丘疹，即蛰其中，吸取皮下营养成分，1~2周后，待养分枯竭，则离开原处，钻入别处皮肤。可见，葛洪所述不仅叙述详细，且据有现实意义，对后世医学起着重大的指导作用。

　　编者按：本案为杨老在读葛洪的《肘后备急方》时所感，是其博览众书、学以致用的真实写照。本案为典型的恙虫过敏所致的过敏性哮喘，杨老仍立足于中医理论辨证施治而收奇效。值得一提的是，方中用海蜇皮清热化痰、消积化滞，山慈菇清热解毒、化痰散结，还可用于蛇虫咬伤，此二药为临床不常用之药，是否对虫咬类过敏之咳喘有特效，还待进一步临床验证。症状缓解后由汤剂改为膏剂缓服，也是巩固疗效的关键。

4. 气阴两虚之心悸

　　张某，男，65岁。初诊：1990年10月10日。主诉：反复心悸1年。病史：1年前患者无明显诱因出现心悸。经当地医院检查，心电图提示：阵发性心动过速，左束支传导阻滞。间断服用药物控制，效不显，为求进一步治疗来诊。现患者心慌心累，气短，自汗，夜卧不安，入睡困难。舌质红，舌边青紫，苔薄黄，脉细数。

　　诊断：心悸。

　　辨证：气阴两虚，血络瘀阻。

　　治法：益气养阴，养血化瘀。

　　方剂：参麦饮合二至丸加减。

　　处方：

泡参 15g	麦冬 15g	茯苓 15g	酸枣仁 15g
潼蒺藜 15g	玉竹 15g	牡蛎 15g	女贞子 15g
丹参 15g	旱莲草 15g	赤芍 15g	白芍 15g
制首乌 15g	炙甘草 9g	生地黄 9g	熟地黄 9g

　　上方服2剂，一日一剂。

　　调护：畅情志，避免剧烈运动，饮食清淡，忌食肥甘厚味。

　　二诊（1990年10月12日）：服上方后心悸发作频率下降，多梦易醒，汗出，舌质淡，舌尖红，苔薄黄，偶觉烦躁。拟守方加减，佐以清心除烦之品。

　　处方：

泡参 20g	麦冬 15g	茯苓 15g	酸枣仁 12g

潼蒺藜 15g	玉竹 15g	牡蛎 15g	丹参 15g
熟地黄 10g	尖贝 6g（冲）	赤芍 15g	白芍 15g
制首乌 12g	炙甘草 6g	黄连 5g	

上方服 3 剂，一日一剂。

调护：畅情志，避免剧烈运动，饮食清淡，忌食肥甘厚味。

三诊（1990 年 10 月 17 日）：服上方后心悸发作频率无增加，无烦躁，夜间入睡困难，口干，偶汗出，舌质淡，苔薄黄。拟守方加减，加强养阴之力。

处方：

泡参 15g	麦冬 15g	茯苓 15g	酸枣仁 15g
女贞子 15g	旱莲草 15g	牡蛎 15g	潼蒺藜 15g
生地黄 9g	熟地黄 9g	赤芍 15g	白芍 15g
制首乌 15g	炙甘草 9g	丹参 15g	

上方服 5 剂，一日一剂。

调护：畅情志，避免剧烈运动，饮食清淡，忌食肥甘厚味。

四诊（1990 年 10 月 27 日）：服上方后心悸发作频率明显降低，睡眠改善，偶感头晕，无视物旋转，舌质淡，苔薄黄。拟守方加减，加入清肝息风之品。

处方：

泡参 20g	麦冬 15g	茯苓 15g	酸枣仁 15g
菊花 15g	牡蛎 15g	潼蒺藜 15g	熟地黄 9g
钩藤 15g	赤芍 15g	白芍 15g	炙甘草 9g
丹参 15g	五味子 6g		

上方服 3 剂，一日一剂。

调护：同前。

编者按：心悸，是指病人自觉心中悸动、惊惕不安，甚则不能自主的一种病证。病名记载最早见于《伤寒论》。杨老认为，此患者病程较长，久病必耗气伤阴，且书云"年四十而阴气自半"，又曰"久病多虚多瘀"，故此病当辨证为气阴两虚，血络瘀阻。阴血不足，血脉无以充盈，加之心气虚弱，无力鼓动血脉，使得脉气无所依从，故而时缓时疾。治疗应益心气，养阴血。正如张景岳所言："凡治此者，速宜养气养精，滋培根本，若或误认为痰火而妄施清利，则速微危矣。"方中泡参、麦冬、茯苓、炙甘草可滋养心气；制首乌、酸枣仁、白芍、熟地黄、丹参可补养心血；玉竹、女贞子、旱莲草可填补真阴；赤芍、生地黄、牡蛎可凉血安神。

5. 湿热心悸

吕某，男。初诊：1970 年。主诉：反复心悸数月。病史：数月前患者突发心律失常，由北京几位内科专家会诊，确诊为室性频发早搏，用数种进口西药治疗月余，未见疗效，并认为此病"不可逆"。患者悲观失望，情绪消沉，要求中医诊治。经了解，患者未病时身材高大，身体壮实，为单位的篮球队员。现小便黄少，舌苔灰黄浊腻，脉促，但洪大有力。

诊断：心悸。

辨证：湿热阻滞。

治法：清热祛湿，化气行滞。

方剂：三仁汤合千金苇茎汤加减。

处方：

杏仁 10g	蔻仁 5g	薏苡仁 15g	法半夏 10g
厚朴 10g	通草 6g	滑石 12g	佩兰 10g
藿香 10g	黄芩 10g	茯苓 10g	淡竹叶 10g
苇茎 10g	冬瓜子 10g		

经治疗病情有所好转，以后仍按上方出入加减，治疗两周，舌苔逐渐消退，脉象缓和，早搏减少。又服药两周，早搏完全消失，身体复原。1994 年，此人出差来蓉，获知前病经治愈后，从未复发。

编者按： 杨老认为，此病与治疗一般心脏疾患活血化瘀或扶正养心有所不同，此为湿热阻滞而影响气化，导致血循不畅，从而发生早搏，应从气分着手。在临床工作中，杨老不尚空谈而重辨证，认为不论是病人的自觉证还是他觉证，从中医理论体系上讲，均是辨识疾病的客观证据。同时，由于社会的进步和医学的发展，通过各种现代科学检查手段的帮助，均能为治疗工作提供更多更实在的证据。所以，他在处理治疗工作时，如病情需要，均坚持要做一些必要的现代科学检验。而在强调检查工作的同时，一定要按照中医理论进行分析和辨治。本案即是其运用中医理论进行辨证论治的典型体现。

6. 禀赋不耐之胸闷

郑某，男，50岁。初诊：1999年11月25日。主诉：胸闷3天。病史：3天前患者进食少量白果后，出现胸闷脘痞，纳差，口干。无喘息气促，无腹痛腹泻。患者既往曾进食多种食物（如白果、酒类等）后出现胸闷、脘腹不适症状，须服中药方能缓解。现患者自觉胸闷，脘痞，喉间有痰，色黄黏稠，无咳嗽喘息。舌淡，苔薄黄，脉浮。

诊断：胸闷。

辨证：热邪闭肺，禀赋不耐。

治法：清热宣肺，导滞利膈。

方剂：参苏饮加减。

处方：

防风 10g	粉葛 15g	桔梗 10g	枳壳 12g
前胡 10g	麦冬 15g	藿香 12g	黄芩 15g
建曲 12g	焦山楂 15g	甘草 5g	

调护：畅情志，饮食清淡，忌食肥甘厚味，忌坚果。

2剂而诸症消失。

二诊（2005年5月23日）：患者主诉：胸闷2天。病史：2天前进食醪糟后出现胸闷，伴头项强痛、肢体酸痛。无心悸气紧，无夜间端坐呼吸，无喘息气促，自服抗病毒冲剂无缓解。患者既往每于饮酒或进食含酒制品后即出现胸闷症状。现患者自觉胸闷，脘腹不舒，无咳嗽喘息，二便尚可，舌苔白腻，脉濡。

诊断：胸闷。

辨证：脾虚湿盛，气机郁滞。

治法：健脾祛湿，调畅气机。

方剂：败毒散加减。

处方：

羌活 8g	独活 8g	前胡 10g	桔梗 10g
枳壳 10g	茯苓 15g	川芎 10g	法半夏 10g
桑枝 12g	甘草 6g		

调护：畅情志，饮食清淡，忌食肥甘厚味，忌饮酒。

2 剂后诸症消失。

编者按： 该患者系素体禀赋不耐，每因内伤饮食而发病，属现代医学之食物过敏。脾虚食滞中焦，气机不利，肺失宣降，故而出现胸闷痞满。初诊发病为食用白果，食滞中焦，郁而化热，熏灼上焦。杨老予以参苏饮加减。方中用藿香、粉葛、前胡辛散开郁；并加消导和中之品，如建曲、焦山楂；桔梗辛散以宣肺利膈，枳壳苦温以理气宽中，与桔梗相配，一升一降，是畅通气机、宽胸利膈的常用组合。诸药合用，使内外俱和，则邪无所聚矣。由于本证乃食积化热，上熏于肺，使得肺中有火，固去人参，加黄芩。二诊发病为进食酒制品，伴见舌苔白腻，脉濡，乃脾虚食滞，湿邪偏盛。法宜健脾祛湿，调畅气机。杨老以败毒散论治此证，方中羌活长于祛上部风寒湿邪，独活长于祛下部风寒湿邪，合而用之，为通治一身风寒湿邪的常用组合。同时，配以桑枝通利关节；川芎行气活血祛风；茯苓、半夏、前胡健脾渗湿化痰；桔梗、枳壳调畅气机。诸药合用，使脾健湿去而愈。纵观一二诊用药，虽是同一患者、同一主证，但因伴随症状和舌脉的不同，而分别施以清热、祛湿等不同治法，同病异治，充分体现了杨老治病之理法方药，丝丝入扣，妙不可言。

7. 气阴两虚之胸痹

李某，男，59 岁。初诊：1980 年 11 月 19 日。主诉：反复心前区疼痛 10 个月。病史：1980 年 1 月出现心前区疼痛，发病多在半夜或早餐时间，痛时脉变弱，出汗，血压下降，持续 45 分钟，舌质淡，苔淡黄，脉缓弱（62 次/分）。1980 年 6 月 13 日住成都市第三人民医院，经做运动式心电图，确诊为变异型冠心病。服潘生丁、异搏定，注射丹参针，症状消失，于 1980 年 7 月 16 日出院。出院后仍时有发病，病情如前，只是轻重不同，注射低分子右旋糖酐后症状好转。现患者形体消瘦，面色苍白，偶觉心前区疼痛，放射至左肩，休息后缓解，夜眠差，服安定后缓解，偶有头痛，血压正常，血脂不高。

诊断：胸痹心痛。

辨证：气阴两虚，血脉瘀阻。

治法：益气养阴，活血化瘀。

方剂：保元汤加减。

处方：

潞党参 15g	丹参 12g	茯苓 9g	法半夏 9g
当归 9g	赤芍 9g	白芍 9g	郁金 9g
炒枣仁 12g	牡蛎 15g	制首乌 12g	炙甘草 4.5g
杜仲 15g

调护：慎起居，畅情志，避免过度劳累。

复诊（1980 年 11 月 25 日）：胸痛发作次数较前减少，疼痛程度减轻，发病多在半夜天亮前，舌脉如前，睡眠较好，发病时有轻微出汗。守方加减：上方去牡蛎，加桂枝 6g，白芍 9g。调护同前。

三诊（1980 年 12 月 21 日）：服上方 20 剂，症状明显减轻，4 天前出现 1 次轻微发作，睡眠好转，安定基本未服。饮食、二便正常，舌质淡，苔淡黄，左脉微弦，右脉缓和。守方加减。

处方：

潞党参 15g	丹参 12g	茯苓 9g	法半夏 9g
麦冬 12g	当归 9g	郁金 9g	炒枣仁 12g
桂枝 6g	炙甘草 9g	白芍 12g	制首乌 15g
杜仲 15g

四诊（1981年1月22日）：患者受凉后感冒，经治疗感冒已愈。更服1980年12月21日治冠心病处方。1981年1月22日早上4点发生心绞痛，脉搏减弱，出冷汗，比以前情况轻一些，二便正常，睡眠尚可，微咳。舌质淡，有黄苔，脉弦缓。

处方：

南沙参 15g	丹参 12g	苏梗 6g	杏仁 9g
法半夏 9g	麦冬 12g	郁金 9g	瓜蒌壳 9g
桔梗 6g	枳壳 9g	石菖蒲 3g	甘草 4.5g

五诊（1981年3月5日）：心绞痛一直未发作，从昨天起偶觉心悸发慌，心率可达130次/分。睡眠稍差，饮食、二便正常，口干，喜爱喝水，舌质淡黄，脉细弦稍数（92次/分）。在成都市第三人民医院住院时诊断为"变异型心绞痛"。

处方：

潞党参 15g	丹参 12g	茯苓 9g	麦冬 12g
法半夏 9g	远志 4.5g	石菖蒲 3g	炒枣仁 12g
柏子仁 12g	牡蛎 15g	龙骨 12g	炙甘草 6g
赤芍 9g	白芍 9g		

六诊（1981年3月10日）：患者昨日早上6：00～9：00之间心绞痛发作4次，今晨发作1次，咽喉感到不适，睡眠佳，注射丹参、首乌后好转，二便正常，舌干燥，苔淡黄，脉沉细（84次/分）。

处方：

潞党参 15g	丹参 12g	法半夏 9g	茯苓 12g
郁金 9g	瓜蒌壳 9g	牡蛎 15g	陈皮 9g
赤芍 9g	白芍 9g	桔梗 6g	枳壳 9g
炙甘草 4.5g			

七诊（1981年6月13日）：前段时间情况良好，上方服20多剂一直未发作。前晚心绞痛又发作一次，左侧睡时易发作，二便正常，苔黄厚，脉弦。

处方：

潞党参 15g	法半夏 9g	茯苓 9g	郁金 9g
薏苡仁 15g	桔梗 6g	枳壳 9g	藿香 9g
黄芩 9g	通草 4.5g	佩兰 9g	

八诊（1981 年 6 月 15 日）：最近心绞痛每日均有发作，2~3 次 / 分，胸前区压迫感重，满头出汗，脉率 30 次 / 分。缓解后想解大便，喜饮，舌苔黄白相兼，脉弱沉（78 次 / 分）。血压 84/60mmHg，心率 84 次 / 分，律齐，心音弱。

处方：

明沙参 24g	法半夏 9g	茯苓 12g	麦冬 9g
酸枣仁 12g	丹参 12g	石菖蒲 3g	柏子仁 9g
郁金 9g	瓜蒌壳 9g	牡蛎 15g	生甘草 4.5g

编者按： 胸痹心痛，又称心痛、真心痛、厥心痛，其临床表现最早见于《黄帝内经》。《灵枢·五邪》指出："邪在心，则病心痛。"汉代张仲景正式提出了"胸痹"的名称，并在《金匮要略》中有专门的论述，如《金匮要略·胸痹心痛短气病》中说："胸痹之病，喘息咳唾，胸背痛，短气，寸口脉沉而迟，关上小紧数，瓜蒌薤白白酒汤主之。"

杨老认为，本病的病因病机有虚、实两端，虚分气虚、血虚、阴虚、阳虚，实有气滞、瘀血、痰浊、寒凝等。由于患者多有胸闷、憋气、疲乏、气短、动则益甚、自汗、盗汗、口咽干燥、心烦、手足心热、舌质淡嫩（或淡暗或有瘀点瘀斑）等气阴两虚、瘀血阻络的临床表现，杨老认为气阴两虚、瘀血阻络是胸痹心痛的重要病机，益气养阴、活血通络是重要的治疗方法。气虚不能行血，则血脉瘀阻；气虚不能运化水湿，则聚湿成痰，痰瘀互结，痹阻心脉；气虚不能化津，造成阴液不足，而致阴虚更甚；气虚日久导致阳虚，阳虚则生内寒，寒凝心脉而成阳虚血瘀；阴虚则生内热，灼津成痰，瘀阻心脉，经脉不通。由此可见，在气阴两虚的基础上，可出现阳虚、痰凝等病理变化。另外，患者体虚易感受外邪，使病情进一步恶化。因此，临床上杨老常根据具体症状，在益气养阴、活血化瘀的基础上，随症配伍养血、化痰、开窍、散寒、镇静安神之品。方中潞党参、明沙参、麦冬可益气养阴；丹参可活血化瘀；法半夏、茯苓、石菖蒲、藿香、佩兰、薏苡仁、远志可除湿化痰开窍；柏子仁、酸枣仁、龙骨、牡蛎、制首乌可养血安神；桂枝可温通血脉。

8. 气阴两虚之嘈杂

杨某，女，74岁。初诊：1981年8月31日。主诉：恶心、呕吐10年。病史：患者近十年来经常恶心，呕吐清涎，无咖啡色样物。进食后腹胀，1981年8月24日在成都市第三人民医院做胃镜，诊断为"萎缩性胃炎（以胃体为主）"。现患者自觉恶心，呕吐清涎，喉干喜饮，易饥不思食，自觉胸中灼热，小便可，大便黑。血常规检查：HB 78g/L，WBC 3550/mm^3。血压80/50mmHg。舌质淡，苔薄白，脉弦大细数，略现危象。

诊断：嘈杂。

辨证：气阴两伤。

治法：益气养阴，佐以和胃。

方剂：生脉饮加味。

处方：

南沙参30g	麦冬12g	五味子9g	乌梅12g
白芍12g	茯苓9g	丹参9g	鸡内金9g
谷芽15g	麦芽15g	玉竹9g	甘草4.5g

调护：慎起居，畅情志，清淡软食。

二诊（1981年9月3日）：患者精神好转，自觉胃脘不适症状较前缓解，易倦，口干，纳差，稍食则腹胀，矢气，便溏，小便微黄，舌质淡红，苔薄黄白，脉略弦（96次/分）。守方加减：上方加酸枣仁9g，菟丝子15g。

编者按：慢性萎缩性胃炎是以胃黏膜局部性或广泛性的固有腺体萎缩，数量减少，黏膜层变薄，黏膜肌层变厚为主要病理改变的一种慢性胃炎。常有上腹隐痛，伴堵闷感，多与饮食有关，饭后不适感较明显，嗳气增多，还可兼有不同程度的反酸、"烧心"、恶心、呕吐、饮食减少、疲倦乏力、失眠等情况。嘈杂，是指胃中饥嘈，似饥非饥，似辣非辣，似痛非痛，莫可名状而言。《景岳全书·嘈杂》认为："嘈杂一证，或作或止，其为病也，则腹中空空若无一物，似饥非饥，似辣非辣，似痛非痛，而胸膈懊侬，莫可名状，或得食而暂止，或食已复嘈，或兼恶心，而兼见胃脘作痛。"杨老认为，慢性萎缩性胃炎多由浅表性胃炎发展而来，病程较长，久病则耗伤正气，而致脾胃更虚。《脾胃论》指出："益脾之气，养胃之阴，则脾胃健，脾胃健则脏腑气机升降正常而健康无病。"治疗本病当以益气养阴为主，佐以和胃，使脾胃得以健运，气血化生有源，气血调和，脾胃得养而疾病向愈。方中南沙参、麦冬、玉竹可益气养阴；白芍、乌梅、五味子与甘草相配可酸甘化阴；鸡内金、麦芽、谷芽可消食和胃；由于久病多瘀，少配以丹参可活血化瘀。

9. 肾虚水泛之呕吐

唐某，女，50岁。初诊：1981年9月8日。主诉：反复干呕半年。病史：患者半年前无明显诱因出现干呕，胃胀，矢气后好转，偶有心慌，自觉气上冲至胃脘。现患者干呕，痰多，神倦，胃脘胀满，夜难安眠，舌尖微红，舌质较赤白，苔淡黄乏津，两脉弦细而数。血压90/70mmHg，体重103斤。钡餐透视食道无梗阻现象。

诊断：呕吐。

辨证：肾虚痰水上泛。

治法：温养脾肾。

方剂：异功散加减。

处方：

白术 12g	茯苓 12g	法半夏 9g	陈皮 9g
菟丝子 15g	淫羊藿 15g	枸杞子 12g	砂仁 6g
牡蛎 15g	泽泻 9g	白芍 9g	肉桂 3g
潞党参 10g			

调护：畅情志，饮食清淡，忌食肥甘厚味。

二诊（1981年9月10日）：服上方后精神好转，胸痞痰多，多梦易醒，汗出，舌苔较前薄，脉率100次/分。拟降逆开痞，佐以温养。

处方：

潞党参15g	法半夏12g	茯苓12g	干姜4.5g
砂仁6g	黄连4.5g	黄芩6g	生姜9g
大枣15g	杜仲15g	炙甘草4.5g	旋覆花12g

编者按：有物有声谓之呕，有物无声谓之吐，无物有声谓之干呕。干呕与前两者虽有区别，但在病因病机和辨证论治上大致相同。其病因有六淫外邪、饮食积滞、痰饮、内寒、内热之别，其证有表里、寒热、虚实之异，其治疗不外祛邪、扶正、降逆、止呕、和解诸法。杨老认为，呕吐的病机，总以胃失和降、气逆于上为主。本案脾肾阳虚，中焦运化失职，痰湿内停，致升降失职，故出现上述诸症，当温补脾肾，降逆止呕。脾肾阳气得复，寒湿得除，升降复常，则呕吐自止。本案用半夏、陈皮、燥湿和中止呕，茯苓、泽泻利水渗湿，菟丝子、淫羊藿、肉桂、枸杞子等益肾温阳而获效。再以半夏泻心汤辛开苦降，消痞散结，和胃降逆，更加生姜、旋覆花、赤石脂增加和胃降逆止呕之力，加杜仲以温阳益肾。

10. 虚实夹杂之泄泻

张某，男，41岁。初诊：1981年5月8日。主诉：反复腹泻2年。病史：患者2年前食肥肉后出现腹泻，服西药黄连素、痢特灵好转。1年来无任何明显诱因出现腹泻，服各种中成药和补脾肾之汤剂，未见好转。曾多次查肝功、免疫球蛋白，已排除肝炎与肠结核。现患者大便4~5次/天，腹微痛，腹胀，纳呆，伴耳鸣，头晕乏力，面色无华，消瘦，舌质胖，苔黄，根部瘦，脉迟（56次/分）。

诊断：泄泻。

辨证：脾虚食滞。

治法：温中行滞。

方剂：醉香玉屑散化裁。

处方：

苍术 12g	厚朴 12g	鸡内金 12g	藿香 12g
茯苓 12g	公丁香 12g	砂仁 9g	甘草 4.5g
陈皮 9g			

调护：勿食辛辣肥甘生冷之物。

复诊（1981年5月20日）：服上药后病情缓解，大便一天一次，为不成形的稀便，肠鸣，胃脘时痛，舌苔黄，根部厚，脉迟（66次/分）。上方加白术 9g，肉桂 6g。

三诊（1981年6月5日）：大便成形，每日一次，腹亦不疼，肠鸣甚，纳食佳，胃脘痛减，头晕上午较甚，精神好转，舌质胖，舌苔退，根部淡黄较厚，脉率72次/分。

处方：

苍术 9g	白术 9g	茯苓 12g	厚朴 12g
藿香 9g	公丁香 6g	砂仁 9g	陈皮 9g
鸡内金 12g	薏苡仁 15g	肉桂 6g	明沙参 15g
生甘草 4.5g			

四诊（1981年6月15日）：头晕减轻，腹不胀，肠鸣，空腹时胃隐痛不适，不泛酸，不打嗝，食欲好，精神好转，大便成形，每日一次，小便量少，喝水多，舌胖，有齿印，苔薄白，根部较厚，脉迟弦（68次/分）。拟温补脾肾。

处方：

明沙参 15g	白术 9g	茯苓 9g	鸡内金 9g
藿香 9g	公丁香 6g	肉桂 6g	炙甘草 4.5g
杜仲 15g	菟丝子 15g		

编者按：本案为脾肾阳虚为本，饮食积滞为标，实属因虚致实之虚实夹杂证，故治疗当扶正祛邪。《徐氏医统》之醉香玉屑散，由平胃散合丁香、鸡内金、砂仁各6g，泽泻、车前子各12g组成。杨老认为，醉香玉屑散以平胃

散消导利湿，丁香、砂仁振奋脾阳治本，又助平胃散祛除已聚之湿邪，鸡内金能化因湿邪阻滞而停积之物，再以泽泻、车前子通利水道，以利小便、实大便，标本兼顾，使腹泻获愈。该患者病程已有两年，久病不愈导致脾阳不振，日久病损及肾，而致脾肾阳虚，因此杨老在处方中辨证予以肉桂、杜仲等药，以温补脾肾之阳，从而达到固涩止泻的目的。

11. 表虚不固之汗证

王某，男，46 岁。初诊：1981 年 8 月 6 日。主诉：反复汗出过多半年。病史：患者半年前无明显诱因出现汗多，背心冷，易感冒，伴足心冷，无心慌心悸，无体位性低血压，此后汗多症状反复出现。现患者精神可，汗出，畏寒，四末不温，睡眠尚可，多梦，大便秘结，小便黄，舌质淡红，舌胖，苔薄白，脉沉无力（72 次 / 分）。

诊断：汗证。

辨证：表虚不固。

治法：固卫和营。

方剂：玉屏风合桂枝汤加减。

处方：

黄芪 15g	白术 12g	防风 9g	桂枝 9g
白芍 9g	生姜 9g	炙甘草 6g	大枣 12g
牡蛎 15g	龙骨 15g		

调护：避风寒，清淡饮食。

二诊（1981 年 8 月 11 日）：患者服药 4 剂后，上午汗出减少，晚上开始出汗，约 1 小时后好转，背心冷好转，足心仍冷，睡眠好转，舌质淡红，舌胖，苔白，脉沉无力（78 次 / 分）。守方加减：上方黄芪加量为 24g，加当归 9g，酸枣仁 12g。

三诊（1981 年 8 月 18 日）：上方服 6 剂后，晚上八时起，开始出大汗，出了一个多小时，后因大汗感冒，头痛剧烈，足心冷，舌质较前红，根部苔白腻，脉沉无力。继服 1981 年 8 月 6 日方。调护同前。

四诊（1981 年 8 月 21 日）：服完 2 剂后出大汗一次，主要是头部及上半身出汗，现在汗出减少，背心、足心怕冷好转，舌质较前红，苔薄白，脉沉，但较前有力。

处方：

浮小麦 31g	大枣 31g	茯苓 12g	炙甘草 6g
牡蛎 15g	龙骨 15g	白芍 12g	桂枝 12g
生姜 9g	南沙参 15g		

调护：同前。

编者按：汗证，有自汗及盗汗之分。《医宗必读》言："睡则汗出，醒则倏收，曰盗汗。不分寤寐，不因劳动，自然汗出，曰自汗。"又云："阴虚者盗汗，气虚者自汗。"然临证中自汗与盗汗常同时出现，故在辨其阴阳属性时还需考虑其他证候。病因主要有病后体虚、表虚受风、思虑烦劳过度、情志不舒、嗜食辛辣等，其病机主要是阴阳失调，腠理不固，以致汗液外泄失常。汗证的治疗，杨老认为除了传统的益气养阴固卫外，调和营卫应该贯穿治疗汗证的始终，盖营卫不和，阴阳失调，汗为之越，如《伤寒论》第 53 条："外不谐，以卫气不共营气谐故尔，以营行脉中，卫行脉外……营卫和则愈，宜桂枝汤。"本案当属气虚自汗，杨老始终以桂枝汤类方调和营卫，辨证加以玉屏风散固护卫气，当归、酸枣仁养血益阴安神，南沙参益气养阴，龙骨、牡蛎、浮小麦敛精止汗。

12. 气虚外感之头痛

杨某，女，66 岁。初诊：1981 年 8 月 5 日。主诉：头痛 1 天。病史：患者 1 天前因感冒后出现头痛。无头晕呕吐，无视物旋转，无一过性黑蒙，无咳嗽咯痰，无发热恶寒。现患者头痛，腰胀痛，小便频，夜间 7 ~ 8 次，疲乏，大便未解，舌质暗红，苔黄厚，脉弱无力，左手更为明显。血压 74/44mmHg，体温 36.2℃，体重 31.5kg。

诊断：头痛。

辨证：气虚外感。

治法：扶正清疏。

方剂：人参败毒散。

处方：

明沙参 24g	茯苓 9g	羌活 4.5g	川芎 6g
前胡 4.5g	桔梗 6g	枳壳 6g	黄芩 9g
藿香 9g	甘草 4.5g		

调护：避风寒，畅情志。

二诊（1981 年 8 月 10 日）：患者 1981 年 8 月 5 日至 8 月 7 日输液两次，注射葡萄糖 60U，全天稀便，便色深，食欲好转。前几天服中药，全身软，气短乏力，不思饮食，脉弱无力（76 次 / 分）。血压 70/40mmHg。

处方：

潞党参 15g	白术 10g	茯苓 10g	山药 15g
酸枣仁 12g	牡蛎 15g	五味子 15g	麦冬 9g
枸杞子 12g	菟丝子 15g	潼蒺藜 15g	

调护：同前。

三诊（1981 年 8 月 13 日）：心累，不能吃饭，口苦口干，全身无力，说话接不上气，吃人参三根（小指头大小），大便时干时稀，小便量多，色不黄，舌质红，苔淡黄，中间厚，脉较前弱。血压 110/70mmHg。

处方：

潞党参 15g	白术 9g	茯苓 9g	陈皮 9g
谷芽 15g	酸枣仁 12g	玉竹 12g	枸杞子 12g
菟丝子 15g	潼蒺藜 15g	杜仲 15g	五味子 6g
炙甘草 4.5g			

四诊（1981 年 8 月 17 日）：头晕时痛，打嗝味臭，乏力懒言，动则心慌，进食即出虚汗（以上半身为主），纳呆脘痞，不能吃肉，吃肉后即吐，二便正常，苔淡黄，较厚润，脉沉弱缓（72 次 / 分）。血压 90/60mmHg。

处方：

明沙参 24g	白术 9g	茯苓 12g	陈皮 9g
酸枣仁 12g	谷芽 15g	砂仁 6g	藿香 9g
枸杞子 12g	潼蒺藜 15g	杜仲 15g	蔓荆子 15g
甘草 3g			

五诊（1981 年 8 月 22 日）：进食后胃胀，懒言气短，动则累甚，精神欠佳，面色萎黄，但较前荣，手足欠温，二便尚可，嗳气时觉耳心疼，苔淡黄，略显糙，脉细弱。血压 80/60mmHg。

处方：

潞党参 15g	白术 9g	茯苓 12g	陈皮 9g
砂仁 6g	酸枣仁 12g	白芍 9g	菟丝子 15g
杜仲 15g	枸杞子 12g	炙甘草 4.5g	制附片 9g

六诊（1981 年 8 月 28 日）：患者服药后纳食增加，精神好转，面色渐荣，胃脘略胀，仍有气短心慌，苔淡黄。血压 90/50mmHg。守方加减：上方制附片 9g 改为黄附片 15g，加炮姜 4.1g。

七诊（1981 年 9 月 5 日）：患者情况良好，大便干，小便不黄，口唇红，舌质红，苔淡黄且厚，脉弱（66 次/分）。血压 90/50mmHg，体重 33kg。

处方：

潞党参 15g	白术 9g	茯苓 12g	陈皮 9g
砂仁 6g	酸枣仁 12g	炮姜 12g	白芍 9g
肉桂 4.5g	菟丝子 15g	枸杞子 12g	炙甘草 6g
黄附片 15g			

编者按：头为诸阳之会，脑为精血所聚，盖头居人之高位，手足三阳经亦上汇于头，五脏精华之血、六腑清阳之气皆上注于头。故凡外感之邪上犯清空，或痰浊、瘀血痹阻经络，或风火上窜，或气血亏虚，或脾肾亏虚，均可导致头痛。风为百病之长，风性善动，易袭阳位，故外感头痛当以风邪为先，且常夹寒、夹湿、夹热而为头痛。气虚则清阳不升，浊阴不降，清浊相

干，清窍不利，故而头痛绵绵，时作时止，遇劳加重，伴神疲肢软，口淡纳呆。本案因外感而头痛，并伴纳差、神倦、气短等诸多气虚之象，且反复发作，实乃气虚感受风邪，杨老认为治当扶助正气，疏风祛邪，予以人参败毒散加减，后期予以四君子汤加味。以四君子汤扶正补虚，同时随症配伍，以羌活、藿香、潼蒺藜、蔓荆子祛风解表；加炮姜、肉桂、黄附片以温阳，加菟丝子、枸杞子、杜仲填精益肾；加酸枣仁、白芍、玉竹、五味子、麦冬益阴养血。

13. 眩晕

钟某，女，49岁。初诊：1987年11月21日。主诉：视物昏花2年。病史：患者2年前绝经，此后逐渐出现视物昏花，伴眼干、不能久视。偶有头晕，无喷射性呕吐，无肢体活动障碍，为求进一步治疗来诊。现患者视物不清，头晕，目干，容易疲劳，失眠多梦，入睡困难，腰膝酸痛，耳鸣，舌红苔少，脉细弱。

诊断：眩晕。

辨证：肝肾阴虚。

治法：养肝育阴，补肾填精。

方剂：养肝息风汤加减（自拟）。

处方：

杭菊 15g	桑叶 15g	白芍 15g	生地黄 9g
熟地黄 9g	女贞子 15g	墨旱莲 15g	石斛 15g
潼蒺藜 15g	玉竹 15g	甘草 6g	枸杞子 12g
茯苓 12g			

上方服3剂，一日一剂。

调护：畅情志，饮食清淡，忌食肥甘厚味。

二诊（1987年11月25日）：服上方后，患者诉自觉气短，易疲倦，自汗出，舌红苔少，脉细弱。

处方：

| 泡参 20g | 桑叶 15g | 白芍 15g | 生地黄 9g |

熟地黄 9g	女贞子 15g	杭菊 15g	玉竹 15g
石斛 15g	枸杞子 12g	茯苓 12g	甘草 6g
潼蒺藜 15g	怀山药 15g		

上方服 5 剂，一日一剂。

三诊（1987 年 12 月 6 日）：服上方后，患者气短症状稍缓解，视物昏花较前明显缓解，偶发口干、眼干，舌质红，苔少。

处方：

泡参 20g	桑叶 15g	生地黄 9g	熟地黄 9g
女贞子 15g	墨旱莲 15g	杭菊 15g	石斛 15g
枸杞子 12g	茯苓 12g	甘草 6g	潼蒺藜 15g
怀山药 15g	麦冬 15g	知母 12g	

上方服 3 剂，一日一剂。

编者按： 杨老认为，此患者病程已数年，且症状出现于绝经之后，乃因肝肾阴虚所致。肝肾同源，病理上肝肾之间也常互相影响。肝开窍于目，肝阴不足，则视物昏花；肝肾阴虚，髓海失充，则健忘；肝肾阴虚，则不能濡养筋脉，出现腰膝酸软；阴虚内热，津液受损，则口干咽燥；虚火内扰，心神不宁，则失眠多梦；舌红苔少，脉细数，皆为肝肾阴虚之象。杨老投以其自拟之养肝息风汤，方中菊花、桑叶甘苦微寒，用以平肝明目；制首乌、潼蒺藜培补肝肾；女贞子、墨旱莲均甘平微寒，能益肝补肾，兼清阴伤所致内热；白芍苦酸微寒，能柔肝缓急，防治肝阳上亢。后期根据患者气短的症状，加入了泡参和茯苓，使得脾气得健，达气阴双补之功。

14. 复发性口疮

钟某，女，49 岁。初诊：2005 年 7 月 1 日。主诉：反复口腔溃疡 1 年，复发 2 天。病史：患者 1 年前因感冒后出现口腔溃疡，自行服用药物及维生素后缓解。之后溃疡反复发作，多因感冒、劳累或少服温燥之品而复发。2 天前进食辛辣食物后口疮复发，局部疼痛而来诊。现患者口腔内数个溃疡，伴见心烦，目赤，口臭，夜卧不安，小便黄。舌红苔黄，舌边红，脉数。

诊断：口疮。

辨证：心经火热证。

治法：清心凉血。

方剂：导赤散加减。

处方：

薄荷 10g	菊花 15g	连翘 15g	生地黄 15g
木通 10g	黄芩 15g	知母 15g	甘草 6g
淡竹叶 12g	金银花 15g		

调护：饮食清淡，忌食肥甘厚味。

2剂而愈。

编者按：杨老认为，本病为外感热邪未尽，郁结而发，使得心火上炎，由于心开窍于舌，舌为心之苗，故而心火上炎，上灼口腔舌窍，则发为疮疡。方选导赤散加减，由于心火上炎多致阴液不足，故治法不宜苦寒直折，而宜清心与养阴兼顾，利水以导热下行，使蕴热从小便而泄。方中生地黄甘寒而润，入心、肾经，凉血滋阴以制心火；木通苦寒，入心经与小肠经，上清心经之火，下导小肠经之热，两药相配，滋阴制火而不恋邪，利水通淋而不伤阴。竹叶甘淡，可清心除烦，淡渗利窍，导心火下行。杨老特别强调，治口疮必用薄荷，因其轻宣上焦，使郁热得以宣发。同时配以金银花、连翘、黄芩、菊花清解上焦风热，甘草可清热解毒，并能调和诸药，共收清热利水养阴之效。

（二）儿科医案

1. 暑热感冒

何某，女，8岁。初诊：1988年6月24日。主诉：发热1天。病史：昨日夜间无明显诱因出现发烧，体温38.5℃，不咳，时流稠涕，鼻衄，小便不黄，大便略干结。现患儿体温37.5℃，右上牙龈红肿。舌红苔黄，脉数。

诊断：感冒。

辨证：暑湿外感。

治法：清热解毒，祛暑化湿。

方剂：银翘散加减。

处方：

茯苓 4.5g	黑荆芥 6g	牛蒡子 6g	金银花 15g
连翘 15g	鱼腥草 15g	黄芩 15g	石膏 15g
桑叶 15g	生地黄 12g	蒲公英 12g	六一散 12g
淡竹叶 9g			

随访 2 剂而愈。

编者按：《温病条辨·上焦》第 39 条："太阴伏暑，舌赤口渴，无汗者，银翘散加生地黄、丹皮、赤芍、麦冬主之。"自注曰："此邪在血分而表实之证也。"可见，本条为伏暑之暑热内舍营血而外束卫表之卫营同病，故用银翘散以泄卫表，并加清营凉血之品。杨老在治暑热感冒伴鼻衄等出血症时常用此法，同时因为"暑必夹湿"，故加用茯苓、六一散祛三焦内蕴之湿，使其从小便而出。

2. 风寒化热之咳嗽

陈某，女，6 岁。初诊：1988 年 6 月 8 日。主诉：咳嗽 1 周。病史：患儿 1 周前出现咳嗽，以夜间为甚，不流涕，有痰，纳食减少，二便如常，咽充血（－），舌红苔白，脉浮。

诊断：咳嗽。

辨证：风寒化热，肺失宣肃。

治法：清热化痰，宣肺止咳。

方剂：杏苏散加减。

处方：

杏仁 9g	苏子 10g	桔梗 6g	枇杷叶 15g
黄芩 15g	瓜蒌壳 9g	金银花 15g	鱼腥草 15g
桑叶 15g	紫菀 9g	百部 9g	半夏曲 6g
甘草 5g			

上方服 3 剂。

复诊（1988 年 6 月 13 日）：咳嗽减轻，眨眼，纳差，二便如常，舌红苔白。予杏苏散加减。

处方：

苏子 10g	杏仁 9g	金银花 15g	连翘 15g
瓜蒌壳 9g	紫菀 10g	百部 10g	枇杷叶 15g
桑白皮 9g	鱼腥草 15g	莱菔子 9g	甘草 5g
桔梗 6g			

3 剂而愈。

编者按：杏苏散见于《温病条辨》一书，是治疗燥咳的名方。杨老将其加减化裁，用以治疗小儿四季外感风寒郁而化热的咳嗽之证，临床收效甚多。在吴瑭所著的《补秋燥胜气论》中云："燥伤本脏，头微痛，恶寒，咳嗽稀痰，鼻塞，嗌塞，脉弦，无汗，杏苏散主之。"条文下自注："按杏苏散，减小青龙一等……若受重寒夹饮之咳，则有小青龙。"杨老认为，杏苏散可用于治疗外感寒邪之小青龙轻症的咳嗽，同时因为小儿为纯阳之体，化热最速，故而在临证时应配以清热解毒药兼清肺热。方中苏叶散风解表，兼能宣肺；杏仁宣肺化痰，止咳平喘；桔梗宣肺利咽，且能引药入肺，同时与甘草相合为桔梗汤，能宣肺祛痰；金银花、连翘、桑叶、鱼腥草外散风热，内清痰热；紫菀、百部、瓜蒌壳、枇杷叶、半夏曲化痰止咳。

3. 寒热错杂之咳嗽

周某，女，6 岁。初诊：1988 年 4 月 8 日。主诉：咳嗽 3 天。病史：患儿 3 天前出现咳嗽，伴喉中痰鸣，鼻涕黄稠，无发热恶寒，无咽痛咽痒。现患儿咳嗽气喘，咯痰不利，鼻塞，鼻涕黄稠，咽红，双扁桃体 II 度，双肺呼吸音稍粗，舌质红，苔白，脉数（120 次 / 分）。血常规检查：WBC 5100/mm^3，嗜酸性粒细胞 11%。大便常规检查：见蛔虫卵。

诊断：咳嗽。

辨证：肺失宣肃，寒热错杂。

治法：宣肺安蛔，寒温并用。

方剂：乌梅丸加减。

处方：

金铃炭 9g	黄芩 6g	黄连 4.5g	乌梅 9g
白芍 9g	槟榔 9g	使君子 12g	茯苓 9g
炙甘草 3g	厚朴 6g	炒川椒 20 粒	明沙参 9g
干姜 3g			

上方服 3 剂，一日一剂。

调护：勿食辛辣肥甘生冷之物。

复诊（1988 年 4 月 13 日）：服上方后，患儿吐出很多苦黏物，解出风泡大便之后就不喘咳了，未排出蛔虫，全身先后出两批红白色丘疹，伴瘙痒，舌红苔白。效不更方，上方加榧子 9g，去炒川椒、明沙参、干姜。

编者按： 乌梅丸是治疗厥阴病寒热错杂的代表方剂，也是安蛔的主方，由细辛、桂枝、黄连、黄柏、当归、人参、川椒、干姜、附子、乌梅组成。叶天士的《临证指南医案·咳嗽》中就有用到乌梅丸的案例，如"气左升，腹膨，呕吐涎沫黄水，吞酸，暴咳不已，是肝逆乘胃射肺，致坐不得卧，安胃丸三钱"（安胃丸即乌梅丸化裁，由乌梅、川椒、附子、桂枝、干姜、黄柏、黄连、川楝子、陈皮、青皮、白芍、人参组成）。本案患儿大便常规检查见蛔虫卵，乃蛔虫症伴咳嗽，病在厥阴，寒热错杂，肝木侮土，中焦水湿不运而痰涎壅盛，致肺宣降失司，故而咳嗽气喘，喉中痰鸣。本案用药之妙在于未用宣肺止咳化痰之药，却用温肝清胃法，寒热并用，使痰涎通过吐泻而排出体外，达到治疗目的。

4. 哮喘

张某，男，11 岁。初诊：1981 年 6 月 3 日。主诉：反复咳喘 10 年，加重 1 个月。病史：患儿 10 年前因受凉后出现咳喘，经治疗后好转，此后咳喘反复发作，1 个月前咳喘复发，经治疗后缓解不明显，遂来就诊。现患儿咳嗽气紧，咯吐白色稠痰，咳甚则呕吐，无头昏，无发热汗出，失眠多梦，纳呆，小便黄，大便正常，双肺呼吸音粗，散在哮鸣，舌红，苔白腻，脉浮弦滑数。

诊断：哮喘。

辨证：痰热闭肺。

治法：清热化痰，止咳平喘。

方剂：麻杏石甘汤加减。

处方：

麻黄绒 6g	杏仁 9g	石膏 24g	甘草 6g
京半夏 9g	陈皮 9g	茯苓 12g	苏子 9g
葶苈 9g	竹茹 12g	太子参 24g	胡椒肉 4 个

调护：避风寒，勿食辛辣肥甘生冷之物。

复诊（1981 年 6 月 8 日）：患儿服 1981 年 6 月 3 日方后症状好转，现仍喘，但次数减少，眼花，头晕，多梦，鼻阻。舌质红，苔黄腻，和灰苔相兼，脉浮弦数（116 次 / 分）。守方加减：

处方：

苏子 9g	杏仁 9g	薄荷 4.5g	鱼腥草 15g
薏苡仁 15g	瓜蒌壳 9g	冬瓜子 15g	法半夏 9g
茯苓 15g	紫菀 9g	芦根 15g	枇杷叶 12g
甘草 4.5g			

三诊（1981 年 6 月 12 日）：患儿服上方后睡眠好转，食欲增加，已不吼喘，舌质红，舌中心淡黄，苔厚腻，脉滑数（120 次 / 分）。上方去薄荷，加厚朴 6g。

编者按：哮，以声响言；喘，以气息言。《医学正传》曰："喘促喉中如水鸡声者，曰哮；气促而连续不能以息者，谓之喘息。"哮喘多由外感引动伏痰，痰气相搏而阻击气道，发为吼喘。《证治汇补》有载："外有非时之感，膈有胶固之痰，内有壅塞之气。"故其主要发病机理为痰饮内伏，遇外来因素感触而发，反复不已。治疗大法为：发作期攻邪以治其标，分辨寒热虚实、寒热夹杂而随证施治；缓解期治以扶正，调其脏腑功能。杨老认为，治哮喘当以化痰为要，且脾为生痰之源，肺为贮痰之器，常用二陈汤类方，以化痰燥湿，理肺运脾。正如《景岳全书》所载："痰盛作喘者，当宜治痰，如二陈汤、六安煎。"予以麻杏石甘汤合二陈汤加减，《温病条辨》云："喘息气促，吐稀痰，脉洪数……麻杏石甘汤主之。"同时酌情配以葶苈涤痰开郁；冬瓜子、薏苡仁、芦根利湿清痰；鱼腥草清热泻肺。诸药合用，共奏清热化痰、宣肺平喘之功。

5. 胃脘痛

方某，女，12岁。初诊：1981年7月1日。主诉：反复上腹疼痛4年。病史：患儿4年前开始出现反复上腹疼痛，伴食欲减退及精神差，身体消瘦。乙肝表面抗原阳性，其他项目正常，至今表面抗原仍为阳性。现患儿神倦，上腹部轻压痛，不思食，在四肢大关节处见红色斑丘疹，口干，不喜饮，大便秘结，数日一次，小便时清时黄。舌质红，舌尖红，苔薄淡黄，脉沉细。血压80/50mmHg，钡餐检查正常。

诊断：胃脘痛。

辨证：气机郁滞，气血不足。

治法：益气养血，调理气机。

方剂：香砂六君子汤加减。

处方：

明沙参 15g	白术 9g	茯苓 9g	藿香 9g
砂仁 6g	当归 9g	白芍 9g	香附 9g
厚朴 6g	枳壳 6g	炙甘草 3g	柴胡 6g

调护：忌食生冷辛辣之品，规律饮食。

二诊（1981年7月15日）：病史同前，服上药后，胃疼次数减少，精神好转，舌脉同前，余无特殊不适。守方加减，前方加鸡内金9g。调护同前。

三诊（1981年7月27日）：上周一胃疼1次，近几日未再疼，纳食增，精神好，二便可，舌微红，脉沉细。守方加减：前方去砂仁，加金铃炭9g。

四诊（1981 年 8 月 10 日）：胃脘疼痛未再发作，纳食可，睡眠佳，口渴，喜冷饮，二便调，一日一次，余无不适。舌质微红，苔少，脉细。守方加减：

处方：

明沙参 15g	白术 9g	茯苓 9g	陈皮 9g
藿香 9g	粉葛 9g	广藿香 4.5g	建曲 9g
鸡内金 9g	厚朴 6g	炙甘草 4.5g	砂仁 6g

编者按：《症因脉治》云："若痛在胸之下，即名胃痛。"脾胃为气血化生之源，亦主气机之升降，脾胃受病则气血生化乏源，疏机不利，不通则痛，故见纳差、消瘦、上腹疼痛等症状。中医学认为，本病病因多为气滞、虚寒、郁火、伤食、血瘀等，病机正如《医法圆通》所述："细思痛证一条，痛字总是一个逆字，气顺则气血流通，必无痛证。气逆则气血壅滞不通，故痛。"治法多为理气止痛，温胃祛寒，清解郁热，消食导滞，活血化瘀。本案中杨老采用益气养血、调理气机之法，以增益气血化生之源，恢复脾胃升降之机，达到标本兼顾的目的。方中明沙参、当归、白芍益气养血；白术、茯苓、藿香化湿和中；香附、厚朴、枳壳、柴胡行气导滞；砂仁、甘草温中和胃；鸡内金、建曲消积化滞。

6. 脾虚肝旺之厌食

谢某，8 岁。初诊：1988 年 6 月 8 日。主诉：纳差 2 年。病史：两年前的夏天，患儿因食大量冷饮后不思饮食至今，每进餐时须先饮水，平时口渴喜饮。现患儿面白，性格急躁，小便不黄，大便干，舌苔白厚，脉细数。

诊断：厌食。

辨证：脾虚肝旺，肝脾不和。

治法：扶脾抑肝，佐以和胃。

方剂：连梅理中汤加减。

处方：

泡参 15g	白术 12g	茯苓 12g	乌梅 15g

| 炮姜 6g | 黄连 4.5g | 白芍 12g | 炙甘草 6g |
| 厚朴 6g | 枳壳 6g | | |

3 剂后患儿纳食增加，守方加减，调理善后。

编者按： 连梅理中汤为《伤寒论》的理中汤与《圣惠方》的乌梅丸化裁而成。处方：黄连、乌梅、党参、白术、甘草、干姜。它熔扶阳助阴于一炉，以理中汤温中散寒，乌梅合黄连酸苦为阴，达到调和阴阳的目的。适用于气机失常，阴阳错杂，病久虚证，阴损阳耗之症。肝主疏泄，性喜条达，肝的疏泄功能正常是脾胃运化功能正常与否的一个重要环节。《素问·宝命全形》云："土得木而达。"《血证论》云："木之性主于疏泄，食气入胃，全赖肝木之气以疏泄之，而水谷乃化；设肝之清阳不升，则不能疏泄水谷，渗泄中满之症，在所不免。"因而加用白芍柔肝，配黄连以清肝。患儿症见口渴，乃脾不为胃运，其津液不布，故渴，而非伤阴，故治疗选用炮姜，因有乌梅、黄连之属，故不致温燥。

7. 伤食泄泻

鄢某，女，1 岁半。初诊：1988 年 4 月 13 日。主诉：腹泻 3 天。病史：患儿数天前因饮食不节出现腹泻，每日大便 3~4 次，有黏液，无里急后重，肠鸣，大便黄，纳差，腹胀，咽红，舌红，苔淡黄略厚。

诊断：泄泻（伤食泻）。

辨证：脾虚湿盛。

治法：健脾运湿，消积导滞。

方剂：平胃散加味。

处方：

苍术 5g	白术 5g	厚朴 6g	大腹皮 6g
茯苓 10g	车前草 15g	藿香 9g	焦山楂 12g
黄芩 15g	泽泻 9g	陈皮 6g	连翘 12g
甘草 3g	谷芽 12g	麦芽 12g	

患儿服上方 3 剂而愈。

编者按：小儿脾常不足，运化力弱，乳食又不知自节，调护失宜，乳哺不当，饮食失节或过食生冷瓜果及不消化食物，皆能损伤脾胃，脾伤则运化功能失职，清浊不分，并走大肠，发生泄泻。如《幼幼集成·泄泻证治》曰："夫泄泻之本，无不由脾胃。盖胃为水谷之海，而脾主运化，使脾健胃和，则水谷腐化，而为气血以行营卫。若饮食失节，寒温不调，以致脾胃受伤，则水反为湿，谷反为滞，精华之气不能输化，乃至合污而下降，而泄泻作矣。"因此杨老认为，当运用平胃散加减，以健脾运湿，消积导滞。常将苍术、白术合用，以健脾运脾，燥湿升清；厚朴可行气化湿；陈皮可理气安中，降胃气；大腹皮可行气消胀；藿香可芳香化湿。

8.脾虚泄泻

熊某，男，两个月。初诊：1988 年 5 月 3 日。主诉：腹泻 1 个月。病史：患儿长期便溏，排黄色稀便，有少量黏液，每日 2～3 次。曾患"新生儿败血症"，治愈后一直解稀溏便至今。纳食一般，小便可，食后腹泻。现患儿面色萎黄，咽充血（-），腹软，无压痛及反跳痛。舌红苔白，指纹淡红。

诊断：泄泻。

辨证：脾胃气虚。

治法：健脾益气。

方剂：七味白术散加味。

处方：

太子参 10g	白术 5g	葛根 5g	茯苓 6g
藿香 5g	陈皮 5g	麦芽 6g	焦山楂 6g
荆芥 5g	甘草 1.5g	薏苡仁 9g	木香 5g

上方服 3 剂。

随访：患儿服药后便溏减轻，每日一次。守方加减，调理脾胃。

编者按：患儿曾患新生儿败血症，病程迁延，致脾胃虚弱，脾失健运，清阳不升，浊阴不化，水反为湿，谷反为滞，夹杂而下，形成泄泻。杨老认为，该患儿由脾虚而致运化失司，故而食后泄泻多见；脾虚不运，精微不布，生化乏源，气血不足，故面色萎黄。方中太子参益气健脾为君，茯苓、白术健脾化湿，增强君药益气之力，佐以木香、藿香、葛根行脾虚之滞，醒脾化湿，升下陷之津。同时配合麦芽、山楂，消食除满，薏苡仁渗湿止泻，荆芥祛风，共奏方效。

9. 脾肾阳虚之泄泻兼目疾

某孩，男，1岁零6个月。初诊：1988年9月10日。主诉：反复腹泻两月余，角膜混浊1周。病史：患儿两个月前出现腹泻，服药后腹泻反复发作，形体消瘦，面色萎黄乏泽，1周前出现角膜昏暗。眼科医生谓系营养不良所致，嘱服鱼肝油。因患儿腹泻未止，对于鱼肝油这类高脂肪药物难以吸收利用。现患儿四肢欠温，舌质淡，苔白滑，指纹纤细青紫，已达气关。

诊断：腹泻兼目疾。

辨证：脾阳受伤，脾伤及肾。

治法：温补脾肾。

方剂：加味桂附理中汤。

处方：

黄附片15g（先煎）	炮姜7.5g	白术15g	肉桂7.5g
潞党参15g	菟丝子10g	杜仲10g	砂仁7.5g
炙甘草7.5g			

上药浓煎频服，日进一剂。患儿服药后腹泻渐止，饮食增加。调治月余，全身情况好转，目疾亦愈。

编者按：余东扶的《古今医案按》称："《内经》谓气脱者目不明。"《难经》谓："脱精者目盲。"丹溪治前者用人参膏；薛立斋治后者用六味地黄丸加麦冬、五味子。若忽然目盲，不因赤昏肿痛所致及翳状努肉所蔽，则因五脏六腑之精华内竭，不复上注于目，故非补不可也。杨老认为，在排除实证、热证之外，气脱精伤皆能导致目疾。阴伤者可用六味地黄丸，一开一阖，补中有泻，火平水旺，目自滋荣。若目疾因阴液亏耗较甚所致者，又当采用滋填之法，可用杞菊地黄丸去丹皮、泽泻，加二至丸、桑椹、潼蒺藜、石斛、制首乌等治之。对于老年肝肾阴虚，眼目昏花，或高烧日久阴液大伤而致视物不清者，可促进视力恢复。气脱者，宜用益气温阳之补脾类方药，见于泄泻日久，脾阳受伤，纳运失司，气血生化不足，目失滋荣而影响视力者。轻者用四君子汤、六君子汤、参苓白术散等可以奏效；重者由脾及肾，阳气受伤，又应脾肾双补，阳气来复，腹泻渐止，营养情况改善，目有所养，视力方有进展。

10. 水肿

匡某，女，9岁。初诊：1981年7月8日。主诉：眼睑浮肿十余天。病史：患儿18天前无明显诱因出现眼睑浮肿，小便不利，尿黄少，无尿频尿痛。1981年6月20日曾在郫县红光镇医院化验尿液：蛋白（＋），红细胞（＋），白细胞少许。1981年6月21日在成都市第三人民医院化验尿液：呈酸性，蛋白微量，白细胞（＋），红细胞少许。1981年6月29日在四川省人民医院化验：尿常规正常。现患儿精神可，双眼睑浮肿，双下肢胫前未见明显凹陷性水肿，无发热恶寒，无咳嗽气紧，小便黄少，无尿频尿痛，大便可，纳差，舌尖红，苔薄黄，脉细数（113次/分）。尿常规检查：黄、清、酸，蛋白少许，红细胞1~2个/高倍镜，白细胞10~20个/高倍镜，上皮细胞5~10个/高倍镜，粒状管型0~2个/高倍镜。

诊断：水肿。

辨证：脾肾湿热。

治法：健脾养肾，清利湿热。

方剂：知柏地黄丸加减。

处方：

怀山药15g	扁豆9g	薏苡仁15g	生地黄6g
熟地黄6g	枣皮6g	茯苓9g	泽泻6g
丹皮6g	焦黄柏9g	知母9g	蒲公英9g

调护：低盐饮食，适量饮水，勿食辛辣肥甘生冷之物。避免感冒。

复诊（1981年7月11日）：患儿服上方后，双眼睑浮肿减轻，小便清，量增多，食欲增加。化验检查有所好转，尿常规脓球（＋）。效不更方，上方去薏苡仁，生地黄增至 12g。

三诊（1981 年 7 月 16 日）：眼睑微肿，余症同上。上方加白茅根 15g。

四诊（1981 年 7 月 31 日）：眼睑浮肿消退，小便清，量多，尿常规正常，食欲好，大便调，舌红，苔薄黄，脉细数，体重 21kg。予六味地黄丸 2 瓶、肥儿散 30 包。

编者按： 水肿主要因外感风热湿毒，使肺、脾、肾功能失调，三焦气化失司，水道不利，水湿潴留化热，湿热弥漫三焦所致。如《华氏中藏经·水肿脉证生死候》言："水者，肾之制也。肾者，人之本也。肾气壮则水还于海，肾气虚则水散于皮。又三焦壅塞荣卫闭格，血气不从，虚实交变，水随气流，故为水病。有肿于头目者，肿于腰脚者，肿于四肢者。"水肿的治疗，以通利水道为基本法则。属实为阳水，应以祛邪为主，治以发汗利尿、清热解毒等法；属虚为阴水，治以扶正祛邪，健脾宣肺，温阳利水。属正虚邪恋者，杨老认为治当循"损有余，补不足"之法，予以扶正祛邪。本案治以健脾养肾，清利湿热，予以知柏地黄丸补益肾阴兼清虚热，同时配以扁豆、薏苡仁健脾渗湿，并佐以蒲公英、白茅根清热凉血解毒，后期配以六味地黄丸及肥儿丸调补脾肾，固护正气。

11. 胃阴不足之遗尿

包某，男，3 岁。初诊：1984 年 3 月 23 日。主诉：遗尿 2 个月，加重 1 周。病史：患儿 2 个月前无明显诱因出现夜间小便次数增加，4 次 / 夜，未予特殊治疗。现患儿面色欠润，精神欠佳，大便通调，夜间小便 3 ~ 4 次，时有日间尿湿下装，咽略充血，口渴喜饮，喜吃辛燥，舌质微绛，少苔乏液，脉微数。

诊断：遗尿。

辨证：热伤胃阴。

治法：益胃清热，佐以固涩。

方剂：益胃汤加味。

处方：

泡参 15g	麦冬 9g	玉竹 9g	生地黄 12g
知母 9g	黄芩 9g	怀山药 12g	丹皮 6g
泽泻 6g	龙骨 12g	牡蛎 12g	甘草 3g

上方服 4 剂后，患儿遗尿即告愈。随访 1 年未复发。

编者按：临床治病，知常达变为贵。遗尿之病，小儿居多，有夜间遗者、梦意遗者、日间遗者三种形式。其成因，前医多认为下元虚寒，膀胱失约而成。又有肺脾气虚，水道约制无权之遗尿；热邪客于肾之遗尿；心气不足之梦中遗尿；肝经郁热，疏泄太过，膀胱不藏而遗尿；不良习惯而致遗尿等。杨老认为，此患儿体质正常，辨证求因，唯一可寻的发病根源为喜吃辛燥，日久胃阴受伤，影响气化通调，进而发生遗尿。治疗乃不按常套，用益胃汤加味治愈。

12. 慢惊风阴寒格拒

成某，男，1 岁零 6 个月。初诊：1961 年 5 月。主诉：持续吐泻 1 周。病史：患儿 1 周前经西医诊断为"中毒性消化不良"，经注射抗生素，多次输液，少量输血无效。现患儿面色苍白，烦躁不安，体温 39.6℃，呕吐频仍，腹泻，大便稀黄量少，水乳难进，偶有惊厥，腹胀如鼓，但按之柔软。舌苔灰白滑润，指纹青紫而粗，已过气关，脉象数疾，重按则模糊不清。

诊断：慢惊风。

辨证：阴寒格拒。

治法：培元固本，引火归原。

方剂：逐寒荡惊汤。

处方：

丁香 4.5g	炮姜 4.5g	肉桂 4.5g	胡椒 3g

灶心土 100g（煮水煎药）

上药浓煎频服。患儿服后呕吐渐止，腹泻次数减少。

二诊：患儿体温降至正常，其他证候亦明显好转。改用加味理中地黄汤。

处方：

党参 6g	白术 6g	炮姜 4.5g	熟地黄 6g
怀山药 6g	枣皮 6g	茯苓 6g	杜仲 6g
菟丝子 6g	枸杞子 6g	炙甘草 6g	黄附片 4.5g（先煎）

患儿又服 3 剂而痊愈。

编者按：脾胃主升降，脾不升则泻，胃不降则吐，吐泻并作，乳食难进，已成慢惊风阴寒格拒之势。故急用逐寒荡惊汤温中降逆以止吐，呕止方可培补脾肾，加味理中地黄汤主之。本案体现了中医"急则治其标，缓则治其本"的治疗原则，即《素问标本病传》所云："病发而不足，标而本之，先治其标，后治其本。"

13. 眩晕

谢某，男，13 岁。初诊：1981 年 7 月 16 日。主诉：反复眩晕，复发 1 天。病史：患儿近一年来眩晕反复发作，每月 1 次。一天前晨起出现眩晕，视物旋转，伴呕吐胃内容物数次，偶有一过性黑蒙，平卧后稍缓解。既往三四年以来经常腹泻。现患儿面白，神情倦怠，无发热，时有呕吐，大便 3～4 次 / 日，小便调。舌质红，苔少，脉滑。

诊断：眩晕。

辨证：痰饮上犯。

治法：温阳蠲饮。

方剂：真武汤加味。

处方：

| 白术 12g | 茯苓 15g | 黄附片 12g | 白芍 12g |
| 生姜 12g | 肉桂 6g | 砂仁 6g | |

调护：清淡饮食，勿食辛辣肥甘生冷之物。

复诊（1981 年 10 月 15 日）：上方共服十余剂，病情缓解，两个月未发作。平时有些倦怠嗜睡，大便 1～2 次 / 日，成形，偶觉头晕，无视物旋转，无一过性黑蒙，舌质正常，苔薄白，脉细乏力。上方加怀山药 15g，牡蛎 15g。

编者按： 眩晕之症，《寿世保元·眩晕》谓其"眩言其黑，晕言其转，冒言其昏，眩晕与冒眩，其义一也，其状闭目眼眩，身转耳聋，如登舟车之上，起则欲倒"。其发病机理在《证治汇补·眩晕》中载为："诸脉皆系于目，脏腑筋骨之精，与脉并为系，上属于脑，后出于项中。故邪气中于项，因逢其身之虚，其入深者，随目系而入于脑则脑转，脑转则引目系急而眩矣。"中医学在治疗眩晕时多以补益肾精为第一要务，同时辅以平肝潜阳、化痰降逆、活血化瘀等法。至于本案，杨老认为，患儿长期腹泻，伤及阳气，脾阳受损则酿湿生痰，痰饮上犯，清阳被扰，发为眩晕。治当温阳蠲饮，故予以真武汤加减。

14. 烂乳蛾

江某，男，5岁。初诊：1988年6月13日。主诉：发热1天。病史：患儿1天前体温升高，经塞红霉素栓后，今晨体温37℃，咳嗽有痰，咽痛咽红，扁桃体Ⅱ度肿大，左侧有一脓点，舌红，苔黄厚，脉浮数。

诊断：烂乳蛾。

辨证：风热犯卫。

治法：利咽解毒，疏风清热。

方剂：银翘散加减。

处方：

薄荷4.5g	牛蒡子6g	桔梗6g	鱼腥草15g
杏仁9g	浙贝母10g	金银花15g	枇杷叶15g
玄参15g	连翘15g	射干9g	石膏15g
麦冬12g	甘草6g		

复诊（1988年6月15日）：患儿服药后烧退，现咳嗽，纳差，大便可，小便黄，咽微红，左侧扁桃体Ⅰ度肿大，脓点消失，舌红，苔黄厚。守方去石膏、麦冬。

处方：

薄荷4.5g	杏仁10g	桔梗6g	鱼腥草15g

金银花 15g	连翘 15g	麦冬 12g	枇杷叶 15g
桑叶 15g	玄参 12g	浙贝母 10g	生甘草 6g
射干 6g			

编者按： 化脓性扁桃体炎，中医称为"烂乳蛾"。《重楼玉钥》谓："此证由肺经积热，受风邪凝结，感时而发，致生咽喉两旁状如蚕蛾。"盖因咽喉为肺卫之门户，外邪犯肺，或素体胃热炽盛，复感外邪，致肺胃受病，咽喉首当其冲，邪毒上攻，搏结咽喉而发生本病。杨老认为，应以清热解毒、利咽散结为主要治法，发热则佐以疏风清热解表，使邪热从肌表而解。方中金银花、连翘、薄荷辛凉解表，疏风清热；牛蒡子、射干、玄参清热解毒，利咽散结；患儿发热明显，故配石膏、鱼腥草，增强清热解毒之力；桔梗、杏仁、枇杷叶宣肺利咽；浙贝母清热化痰，并配麦冬以固护肺胃之阴。

15. 鼻衄

郭某，男，3岁零10个月。初诊：1981年8月11日。主诉：反复鼻衄2年，复发2天。病史：患儿两年前无明显诱因出现鼻衄，此后鼻衄反复发作，受外力碰撞后明显，有时夜间发作。两天前因感冒发烧后鼻衄反复发作，曾注射庆大霉素。现患儿鼻腔内见新鲜血痂，咽充血（++），舌质红，少苔，有裂痕，脉数。

诊断：鼻衄。

辨证：血热伤阴。

治法：养阴清热，凉血止血。

方剂：清心凉膈散合增液汤加减。

处方：

荆芥炭 6g	生地黄 9g	麦冬 9g	玄参 9g
白茅根 15g	藕节 31g	连翘 9g	黄芩 9g
栀子 9g	炒侧柏 9g	甘草 4.5g	

调护：避免剧烈活动，多饮水，勿食辛辣之品。

编者按： 鼻衄者，因于肺热伤络而作也。《素问玄机原病式》言："衄者，阳热沸郁，干于足阳明而上，热则血妄行，故鼻衄也。"《诸病源候论·鼻病诸候》也载："凡血与气，内荣脏腑，外循经络，相随而行于身，周而复始。血性得寒则凝涩，热则流散；而气肺之所生也，肺开窍于鼻，热乘于血，则气亦热也。血气俱热，血随气发出于鼻，为鼻衄。"鼻衄后，阴血为之而损，故临证可见少苔、裂纹等象。杨老认为，治鼻衄法当养阴清热，凉血止血，使热去而血自凝。方用生地黄、麦冬、玄参养阴凉血，以连翘、黄芩、栀子清热凉血，同时用白茅根、藕节、炒侧柏、荆芥炭凉血止血。

16. 水痘

徐某，男，2岁。初诊：1981年6月2日。主诉：发热伴水疱疹1天。病史：患儿1天前开始发烧，最高38℃，恶寒无汗，胸腹见红色丘疹及水疱疹，偶有喷嚏鼻塞，无咳嗽。现患儿精神差，不思饮食，唇红干，胸腹部散见红色斑丘疹及水疱疹，疱液清亮。咽充血（++），双侧扁桃体Ⅱ度肿大，未见脓点。大便秘结，两天一次，小便黄，体温37.7℃，苔淡黄厚腻。

诊断：水痘。

辨证：湿热郁闭。

治法：清热化湿。

方剂：藿朴夏苓汤加减。

处方：

苏梗6g	薄荷4.5g	藿香6g	厚朴6g
薏苡仁15g	连翘9g	淡竹叶9g	黄芩9g
法半夏6g	茯苓9g	滑石9g	甘草1.5g

调护：勿食辛辣肥甘生冷之物。

复诊（1981年6月3日）：患儿面部、头颈、四肢、背部泛发水疱，痒甚，体温37℃，尿黄如茶，苔白厚，脉数（96次/分）。证属湿毒浸淫。治以清热解毒除湿。方用银翘散加减。

处方：

金银花9g	连翘9g	滑石9g	蒲公英12g

僵蚕 9g	藿香 6g	淡竹叶 9g	牛蒡子 6g
薏苡仁 12g	黄芩 9g	蝉蜕 6g	土茯苓 12g
板蓝根 9g			

三诊（1981年6月6日）：水痘已逐渐结痂，患儿不思饮食，口干不欲饮，大便干，尿黄，苔黄白厚，脉浮数（96次/分）。守方加减：

处方：

蝉蜕 6g	牛蒡子 6g	银花藤 15g	藿香 6g
连翘 9g	薏苡仁 12g	厚朴 6g	蒲公英 9g
滑石 9g	板蓝根 12g	甘草 1.5g	

编者按：水痘乃因感受时行邪毒所致。邪毒自口鼻而入，郁于肺胃，与内湿相搏，外透肌肤而发病。冬春多见，以发热，皮肤黏膜分批出现斑丘疹、疱疹、结痂为主要特征。皮疹首见于躯干和头部，以后延及四肢，初起多为红色斑丘疹，随后出现疱疹，壁薄易破，有痒感，继而干燥结痂，痂盖脱落后不留瘢痕，可伴发热、咳嗽、流涕等症。杨老认为，水痘治则当以除湿解毒为要，佐以祛风。杨老将祛湿贯穿治疗始终，或芳化或淡渗，不离其宗。薄荷为治口疮要药，其性清散发解，用于外感口疮可辛凉解表；用于内热口疮，体现《内经》"火郁发之"之理。

17. 土风疮

陈某，男，2岁。初诊：1987年7月23日。主诉：全身散发皮疹1周。病史：患儿1周前无明显诱因出现皮疹，头面、四肢多见，为红色斑丘疹，瘙痒，抓破后流黄水，大便干结，小便黄少，手心发热，舌红苔白，脉数。

诊断：土风疮（丘疹性荨麻疹）。

辨证：湿热生风。

治法：疏风清热，除湿止痒。

方剂：升降散加味。

处方：

| 僵蚕 9g | 蝉蜕 9g | 姜黄 6g | 酒大黄 4.5g（包） |

金银花 15g	连翘 15g	黄芩 15g	蒲公英 15g
生地黄 12g	土茯苓 15g	地肤子 9g	甘草 5g
木通 9g			

患儿服上方 3 剂而愈。

编者按： 升降散出自《伤寒瘟疫条辨》，方以僵蚕为君，蝉蜕为臣，姜黄为佐，大黄为使，米酒为引，蜂蜜为导，六法俱备，而方乃成。主要用于温病表里三焦大热，其证不可名状者。丘疹性荨麻疹，中医称为"土风疮"，指因肌腠虚疏，复感风邪所致，以状如风疹而头破，乍发乍瘥为特征的皮肤病。皮损可见水肿性红色风团，中心有坚硬小水疱，瘙痒剧烈，常有结痂。皮疹常成批出现，此起彼伏，缠绵不愈。多发生在四肢伸侧，腹、臀等部位。多见于婴儿及儿童，夏、秋季多发。《诸病源候论·疮病诸候》谓："土风疮，状如风胗而头破，乍发乍瘥，此由肌腠虚疏，风尘入于皮肤故也，俗呼之为土风疮也。"临床常以风热犯表及胃肠湿热多见。风热犯表者，杨老多予升降散加减，方中蝉蜕凉散风热，开宣肺窍，其气清虚，善于诱发；僵蚕祛风散结；金银花、连翘、蒲公英清热解毒，以泄皮毛之邪；生地黄、酒大黄凉血和血；土茯苓、地肤子祛风止痒。

（三）黄疸医案

本部分共收集 29 例医案，均是 20 世纪 50 年代杨老从事肝炎科研临床研究时存留的医案，其中部分检验指标现在已不使用，其临床意义说明如下：

TTT（或 TT）：麝香草酚浊度试验：正常参考值 0 ~ 6U（浊度试验）；—或 +（絮状试验）。此为肝功能检验指标，急性肝炎（病毒性、中毒性）TTT阳性率达 60% ~ 80%，发病 1 周开始升高，2 周达高峰，以后逐渐恢复。慢性肝炎、肝硬化伴进行性肝损害，TTT 明显升高。

CCFr（或 CCF）：脑磷脂胆固醇絮状试验。正常值为阴性。主要反映血清蛋白质的变化，了解肝脏的功能。阳性者多见于肝炎，也可见于黑热病、疟疾、亚急性细菌性心内膜炎等。

1. 湿热黄疸 1

罗某，男，23 岁，仁寿籍，已婚。于 1958 年 3 月 29 日入院，于 1958 年 4 月 25 日出院，共住院 27 天，服中药 24 剂。主诉：尿黄 8 天。病史：患者七八岁时出麻疹后曾面黄，但精神、食欲正常，患过疮痫、肠炎，打过钩虫。常足麻，已有六七年。嗜酒，但不经常喝。病前无"肝炎"接触史。病程中伴有发热出汗、厌食恶油、胃脘痞滞、干呕、大便秘结等症。服过中药及注射葡萄糖针，效果不显。起病第 3 天出现黄疸，经门诊收入住院治疗。入院时患者精神尚好，巩膜中度发黄，全身皮肤亦轻度黄疸，头昏痛，右侧胸胁疼痛，口苦脘胀，小便黄如浓茶，量少，大便尚通调，有时为灰白色，手足麻，间或腿痛，苔白厚腻、不干，脉濡数。

诊断：黄疸。

辨证：湿热瘀滞。

治法：清热利湿。

方剂：茵陈胃苓汤加滑石、黄连、吴茱萸。

患者连服 1 周，所有症状均有好转，但发现鼻衄。乃改用清热止衄之剂黑荆芥、藕节、茅根、炒栀子、郁金、连翘、赤芍、白芍、茵陈、甘草等。

又服 1 周，鼻衄已止，唯有时肝区疼痛及腰酸，但此时黄疸已退净，于原方加制旋覆，又服 4 天，临床症状完全消失，小便尚黄，换用导赤散加味（生地黄、赤茯苓、木通、甘草梢、连翘、滑石、车前子、茵陈、焦栀子），连服 5 剂痊愈。

杨老按：根据当时的病情，乃湿郁化热、气机阻痹之象，所以用胃苓汤加茵陈、滑石以和中而利湿热，再加左金丸（黄连、吴茱萸）以清肝调气，除湿祛热，若发生鼻衄，乃着重清热止衄。继后因肝区疼痛迟迟未愈，故加旋覆花以通脉络。当临床症状均已消失，仅小便尚黄，于是以导赤散加味，导热由小便而出。总的说来，此病的治法，实不外三个步骤，第一是清热宣湿并重，同时注意调气止痛；其次是湿已化热而出现鼻衄，乃专一清热止血；最后采用通大腑（小肠为大腑）的方法收功。转变层次比较清楚。肝功检查明显好转，符合出院标准，同意出院门诊治疗。

编者按：本案体现了杨老在治疗湿热阻滞气机之黄疸的又一治法：初期清热宣湿并重，同时注意调气止痛；其后湿去热存，常出现鼻衄，以清热凉血止血为主；后期余热未尽，仅小便黄，用清心利小便之法而收功。

2. 湿热黄疸 2

雷某，女，31 岁，成都籍，已婚。于 1958 年 4 月 1 日入院，1958 年 4 月 28 日出院，共住院 27 天，服中药 25 剂。主诉：全身倦怠，尿黄两周。病史：患者十多岁即有胃痛冒酸史，平时消化不好。1956 年结扎输卵管，1957 年 6 月患盆腔炎，一直治疗到现在犹未痊愈。月经尚正常，生有 6 胎。病前无类似"肝炎"接触史。病程中小便黄赤如血，小便时尿道痛，心发慌，鼻孔有血。入院前 4 天到第一门诊部诊病，医生发现肝区有压痛及眼黄，但病后并无寒热、呕吐、恶油等情况，只感觉纳差。入院时巩膜及皮肤轻度发黄，消瘦，口苦，有时欲呕，精神较差，饮食如常，小便深黄，大便灰黄半干，日解两次，苔白而厚，脉濡微数。

诊断：黄疸。

辨证：湿郁发黄。

治法：清热利湿。

方剂：茵陈胃苓汤去桂枝、甘草，加白蔻仁、鸡内金和中祛湿。

患者服药后一般情况尚好，唯手心发热，晚间烦热汗出。以原方加黄芩服 3 剂后，以上症状均已好转，黄疸亦淡。大便结燥，右胁迄于少腹作痛，乃改用通和胃肠之方茵陈蒿汤加白蔻仁、鸡内金，又服一周，黄疸基本退尽，小便亦清长，间或微黄。

因洗头受凉，结膜充血，背及腰部疼痛，换用菊花、栀子、蔓荆子、刺蒺藜、夏枯花、赤芍、茯苓、甘草等以祛风清热通络。服两剂即痛减，眼不发红，临床症状均消失。唯肝功能检查 CCF（+++），患者要求出院，劝阻无效，自动出院。

因患者体质消瘦，肌肤缺乏腴润，开养阴清热之方（生地炭、茯苓、炒白芍、焦栀子、丹参、女贞子、潼蒺藜、泽泻、甘草），让患者带回自煎，服3剂后再来抽血检查。

杨老按： 此患者入院时情况较轻，因其大便灰黄半干，日解两次，故用茵陈胃苓汤以和中兼利小便，由于口苦、脉濡数，故去桂枝之辛燥动热；由于有时欲呕，故去甘草之滞膈满中；又因苔白而厚，故加白蔻仁、鸡内金以燥湿开胃。这便是治疗湿热相兼，"渗湿于热下"之法。当湿邪渐轻、热象显露之际，又当清热为急，但烦热汗出，手心热，已具热邪入里之微，不过大便通调，里证尚未全备，因此只加黄芩一味于原方中。又大便结燥，说明热已与糟粕相结，采用茵陈蒿汤加味，原属正法，故效果尚好。一般体质消瘦的人易于生热，所谓"瘦人多火"，是指机体阴液不足，缺乏濡润，常致功能亢进之故。善后之方用养阴清热方法者，便是依据这个道理。

编者按： 本案后期善后根据体质因素辨证为阴虚阳亢，采用养阴清热之法，值得学习。

3. 湿热黄疸 3

肖某，男，20岁，武胜籍，工人，未婚。于1958年6月22日入院，于1958年7月9日出院，共住院17天。主诉：腹部疼痛，眼黄两月余。病史：患者平时身体颇健，1955年曾患钩虫病，已在武胜治愈。病程中伴有间歇性高烧、食少体倦、恶油呕吐、发烦、尿黄等现象，服中、西药无效，曾在医院查肝功能，符合"肝炎"诊断收入住院。入院时巩膜及全身皮肤呈中度发黄，胃脘胀痛，有时腹亦微痛，微恶油，体温正常，小便量少、微黄，大便正常，精神稍差，饮食尚可，舌淡红，少苔，脉弦。

诊断：黄疸。

辨证：湿热瘀滞。

治法：清热和中利湿。

方剂：茵陈胃苓汤加藿香。

患者服药后小便增多，黄疸转淡，但胃脘胀痛不适，乃于原方中去白术、猪苓，加鸡内金、建曲、草果、生姜等温中健脾止痛，约服两周。

又因感冒咳嗽，改用苏梗、杏仁、桔梗、前胡、薄荷、浙贝母、枇杷叶等疏肺降逆，服 3 剂，临床症状消失，肝功能检查亦恢复正常，痊愈出院。

杨老按： 此患者虽然病程较久，但病情并不算重。患者入院时大便正常、小便短少的特征，与古人"治湿必须利小便"的原则相符，所以不事更张，只按照常规分利小便的方法处理。同时，随症加入温中止痛的药物，便能渐渐趋向痊愈。最后因感冒使用疏散肺气的方剂，对于开通汗腺、祛除致病因子，也不无关系。

编者按： 本案之"黄"，为湿热内滞脾胃，伴见胃脘胀痛、小便量少。湿邪为病，多责肺、脾、肾三脏；湿邪之治，不外宣散、芳化、淡渗、燥湿等法。因其小便量少，故其治但遵淡渗为主，其后随症而治，温中健脾，其治在脾；而病末之疏肺，又体现了开宣肺气以利湿之法，"盖肺主一身之气，气化则湿亦化也"（《温病条辨》）。故本病看似简单，却体现了治湿之法。

4. 湿热黄疸 4

某患者，男，29 岁，河北籍。于 1958 年 4 月 2 日入院，于 1958 年 5 月 19 日出院，共住院 45 天，服中药 44 剂。主诉：腹痛约两周，加重伴发黄 5 天。病史：患者平时身体尚好，1956 年冬天因感冒咳嗽到 1957 年春天方愈，但在下半年又发生咳嗽，较上半年稍轻，无"肝炎"接触史，亦无其他慢性疾患。病程中伴有食少、尿黄、中脘及右胁胀痛等症，由门诊收入住院治疗。入院时精神不振，食欲不振，中度黄疸，腹微胀不痛，大便稀，便色正常，小便深黄，苔白厚、不干，脉濡。

诊断：黄疸。

辨证：湿热蕴蒸。

治法：清热化湿，和中分利。

方剂：茵陈胃苓汤全方加鸡内金（后改用茵陈蒿汤）。

患者服上方两剂后，腹痛腹胀，嗳气，大便解而畅，小便仍深黄，苔黄白厚浊，脉弦数有力。改用茵陈蒿汤，加白蔻仁、鸡内金以通涤肠胃。连服 6 天，病情逐渐减轻。

因大便稀，日解 2~3 次，两目充血，乃改为祛风燥湿清热之剂，如菊花、蝉蜕、夏枯花、刺蒺藜、茵陈、枳壳、焦栀子、茯苓皮、连翘、赤芍、扁豆皮、薏苡仁、厚朴、滑石等出入加减。

患者服药后，病情虽有好转，但舌苔厚浊不见减退，有时腹痛，小便亦不清凉，仍予茵陈蒿汤加白蔻仁、鸡内金，舌苔始渐薄，腹痛、尿黄亦减轻，后以健胃祛湿之剂收功。

杨老按： 清代名医吴又可治疗瘟疫时，连用攻下的方剂数次，病情方终化险为夷。在吴氏医案中不乏这类例子，即"里而再里"的学理，由于有些患者"伏邪"较深，当时攻夺以后，体内胶结之邪得以暂开，但稍停数日又复聚而为患。善治者，待其将聚之际，又从而导之外出，不计其攻下次数之多寡，只考虑病邪尽与不尽。不过，没有一定的技术修养，很难辨证准确。像这个病例，使用通和肠胃之剂，病情已日有好转，因大便次数稍多，遂急于更换方药，致秽浊未能排尽，故厚浊之苔迟迟不退。由于秽浊蕴结上攻，所以两目充血，因此在第二次未用泻剂之前，十余日中，无疗效可言。直到再度使用下法，病情又日益减轻，说明医者对于本病的认识和掌握尚有不足。至于所谓"瘟疫"，乃是古代用以代表传染疾病的名称，虽病情复杂多端，而治法是可以相互比类的，特别是治疗"肝炎"，亦有应用叠进攻下的例子。

编者按： 本案虽无燥屎，但仍反复用茵陈蒿汤荡涤肠胃而收效，乃"里而再里"之法，若认病不清，辨证不准，一般医者不敢妄用此法，这充分体现了医者之医学修为。正如清代吴又可云："治病当不计其下次数之多寡，只考虑病邪尽与不尽。"本案乃湿热积滞搏结肠腑，其证治又体现了与伤寒阳明腑实证的区别，前者大便必是溏垢黏滞不爽，当用轻下频下法荡涤湿热至大便变硬，湿热乃去；后者大便秘结，甚至热结旁流，脘腹痞满硬痛，当峻下热结，用承气辈至大便变溏，实热积滞乃尽。即叶天士云："伤寒大便稀溏为邪已尽，不可再下，湿温病大便溏为邪未尽，必大便硬。"（《叶香岩外感温热篇》）

5. 湿热黄疸5

薛某，女，22岁，蓬溪籍，已婚。于 1958 年 5 月 22 日入院，于 1958 年 7 月 12 日出院，共住院 50 天。主诉：全身软弱 10 天。病史：患者以往身体颇好，1957 年患流感，发高烧 3 次，以后体重减轻，常头昏头痛，迄未复原。病程中伴有头痛恶寒、骨节酸痛、胃痛发呕、食少恶油等症。病前即小便深黄如浓茶，大便秘结，入院前一天吐出蛔虫一条，同时别人发现其眼黄，经门诊收入住院治疗。入院时形体消瘦，精神萎顿，卧床不起，巩膜及全身皮肤黄如橘子色，头痛脘疼，食少反胀，有时心慌想呕，口干不欲饮，大便仍秘结，小便深黄如故，舌润微黄，脉细乏力。

诊断：黄疸。

辨证：湿热内陷。

治法：清热利湿，泻肝安胃。

方剂：椒梅汤加减。

患者服药后大便已通，欲呕，但未吐蛔，脉亦比较有力，故将方药改轻，以藿香、法半夏、竹茹、枇杷叶、茵陈、焦栀子、白蔻仁、鸡内金、厚朴、枳壳、云茯苓等和胃清肝，降逆止呕。

之后又出现瘾疹、瘙痒，加入炒荆芥、蝉蜕、僵蚕等祛风之药。

以后病情逐渐减轻，中间因消化力弱、胃脘胀痛、肠鸣等，曾用茵陈胃苓汤加减，清湿热而调整消化功能。

又因患者于入院 4 周时复发头昏头痛，乃选用镇肝养肝、祛风清热之剂调理（明天麻、茯苓、白芍、夏枯花、潼蒺藜、女贞子、钩藤、丹参、焦栀子、牡蛎、石决明、甘草）。入院第 40 天，临床症状消失，体重增加，但肝功能检查 CCF（+++），乃加重甘草的分量，又服 10 天痊愈。

杨老按：根据病史，患者平时即有头晕旧恙，系得之于流感以后，又形瘦脉细，可以体会到其为肝阴受伤、肝阳上逆之体质，似无异议。入院时因其呕恶吐蛔，脘胀身黄，湿热有内陷之势，所以急予健胃抑肝之剂，以降逆止呕。又因瘾疹瘙痒，曾加入祛风之药。因肠鸣胃痛，曾用和中利湿的方剂，这不过是一般的随症疗法，原无可记。但后期湿热减轻的时候，完全以镇肝养阴为主，最后临床症状消失，仅检查肝功能CCF尚为+++，仍本"损其肝者缓其中"的原则，加重甘草的分量即告痊愈。

编者按： 椒梅汤出自《温病条辨》，由黄连、黄芩、干姜、白芍、川椒（炒黑）、乌梅（去核）、人参、枳实、半夏组成。原为吴鞠通主治暑邪深入厥阴之驱蛔祛暑方，杨老用之化裁治疗湿热内陷之黄疸，乃活学活用。本案验证了黄疸恢复期运用大剂甘草（15g）能促进肝功能的恢复。

6. 湿热黄疸6

陈某，男，22岁，键为籍，未婚。1957年3月5日入院，次日开始服中药，于1957年3月28日出院，共住院23天，服中药22剂。主诉：皮肤发黄10天。入院情况：患者平时身体颇好，1955年发生过痰中带血，但无咳嗽史和黄疸史。17天前开始出现头痛、流清涕、倦怠恶寒等症，次日又出现胃痛、食欲减退，经过一般治疗未愈。患者10天前眼及皮肤发黄，遂来诊治，诊断为急性黄疸型肝炎。因当时患者不愿住院，在门诊治疗数日病情无显著减轻，乃收入住院。患者巩膜及皮肤呈中度发黄，倦怠食少，肝区有压痛，头昏口苦，恶油，小便黄如浓茶，大便一天多未解，舌尖红，中部及根部有黄苔，脉沉而迟。

诊断：黄疸。

辨证：湿热内蕴。

治法：清热利湿。

方剂：茵陈蒿汤。

患者服药后，因病情日渐好转，原方少有更动，继续服至1957年3月16日，黄疸减轻，睡眠及饮食已恢复正常。

次日因感冒出现恶寒发热、头昏、流涕等症，曾用清解药一剂，恶寒发热缓解后，又发生鼻衄，改用甘淡宣湿、苦寒清热之剂，如连翘、焦栀子、黄芩、芦根、薏苡仁、六一散、白茅根，服后鼻衄渐少，其他症状亦有好转。1957年3月27日，肝功能检查恢复正常，因临床症状消失而出院。

杨老按： 在整个治疗过程中，只采用过两种治法。第一种方法是推荡体内蕴蓄的积滞，因为积滞是属于有形的，所以宜于推荡。第二种方法是清宣体内遏郁之湿热，因为湿热是属于无形的，所以宜于宣通。至于如何辨别及掌握，自有其临床不同症状作为依据，兹不赘述。

编者按： 积滞，原是指饮食不节，停滞中脘，食积不化所致的一种脾胃病证。以不思食、食而不化、腹部胀满、大便不调等为主症，以消导、推荡积滞为治则。纵观本案的发病过程，初期当为湿热疫毒犯表。患者入院时，湿热疫毒已入里郁滞中焦，湿热交蒸，阻遏气机，故见肤黄、便秘。此与积滞之病机有相同之处，故杨老治疗本案，把握了湿热黄疸的特点，以"推荡"治有形，以"宣通"去无形，乃高明之处。

7. 湿热伤阴

代某，女，35 岁，成都籍，已婚。于 1958 年 4 月 5 日入院，于 1958 年 5 月 16 日出院，共住院 40 天，服中药 35 剂。主诉：心口痛伴恶寒发热两天。病史：患者平时身体尚好，两年前有关节疼痛史，病前曾接触过"肝炎"患者。病程中精神不振，伴有头痛身疼、厌食恶油、咳嗽呕吐、皮肤发痒、尿黄等症。大便日解 1 ~ 3 次，呈褐黄色，有时又为灰白色。患者曾在第一门诊部诊治，病情未减，遂来就诊。现患者巩膜发黄，初诊为"肝炎"，收入住院治疗。入院时呈急性病容，颜面发赤，眼及全身皮肤轻度发黄，结膜充血，头痛，口干，眼花，喉痛，腹胀痛，有时身痛，食欲不振，精神较差，小便黄酽如故，大便日解两次，不灰白，舌干红乏液，舌边痛，苔黄厚，脉弦数。

诊断：黄疸。

辨证：湿热伤阴。

治法：清热养阴，化湿和中。

方剂：芦根饮子加减。

处方：芦根、竹茹、白菊、焦栀子、石斛、连翘、炙薄荷、浙贝母、扁豆皮、炒玄参、谷芽、甘草、苏梗。

患者服药后病情逐渐好转，黄疸亦淡，出现结膜充血及分泌物，喉痛，常觉有热气上冲、胁痛腹胀等症，并随症加入刺蒺藜、蔓荆子、夏枯花、蝉蜕、丹皮、赤芍、牡蛎、谷芽、枳壳、茵陈等药。

入院第 12 天，黄疸基本退尽。第 27 天，临床症状完全消失，肝功能检查除 CCF+++ 外，一切正常。又调养十余天，查血两次，CCF 均为 +++，而患者并无任何不适，要求出院。

杨老按：从患者所呈现的症状及脉象加以综合分析，此为湿热伤阴之证。患者时常有热气上冲、喉痛及生眼屎等症出现，可知其为液亏肝旺的体质，兼之新感湿热，未及宣泄，故郁而发黄。由于邪之中人，必随人体的情况而有不同的转化。如阳虚脾弱者，则湿必伤其阳气；阴虚血燥者，则热必耗其津液。所以感受虽同，而所伤为异。此病即是因系阴虚血燥之体质，故一感湿热，首先伤其津液，因此治疗的重点在于清热养液，而不急于祛湿。盖祛湿之药，均有损伤体液之嫌，要看热减液增之后，如果湿邪尚存，方考虑用祛湿之药。不过，此患者临床症状完全消失以后，肝功能检查CCF反而增高，其原因可能是肝脏损伤太甚，宜用药缓缓调养，促其恢复。

编者按：本案呈现了湿热伤阴之黄疸的证治。其证如口干眼花、喉痛、舌干红乏液、热气上冲、目眵等。其治法重在清热养阴，而不急于祛湿，有"同病而异治"之妙。此外，还体现了杨老一贯注重治病须辨体质的思想。

8. 黄疸兼表证 1

刘某，男，24 岁，成都籍，已婚。于 1958 年 2 月 16 日入院，于 1958 年 3 月 12 日出院，共住院 25 天，服中药 22 剂。主诉：发黄两天。病史：患者以往身体颇好，少有患病，1953 年做过阑尾手术。发病前曾与发黄之病人接触过。因恶寒发热 8 天，腹泻呕恶 6 天，发黄两天多而入院。病程中小便深黄，精神不振，食欲减退，同时伴有上腹部疼痛、头痛、咳嗽等症。曾经服药及注射青霉素无效。入院时患者巩膜及全身皮肤呈中度黄染，消瘦，精神倦怠，时有寒热，上腹部仍痛，头晕头痛，咳嗽少痰，咳时胸胁掣痛，大便日解两次，便稀，呈灰白色，小便仍黄如清油，睡眠不好，时转矢气，不呕不渴，舌淡红，少苔，脉浮数而濡。

诊断：黄疸。

辨证：少阳不利。

治法：疏解少阳。

方剂：小柴胡汤加减。

处方：柴胡、黄芩、法半夏、苍术、白术、厚朴、鸡内金、茵陈、炒建曲、泽泻、苏梗、甘草、黄连、吴茱萸。

连服 3 剂。

患者寒热未尽，并发生呕吐、鼻衄、胸痞闷、口干、喉微痛、苔黄白厚、脉浮数等症，乃改用苏梗、黑荆芥、藕节、茅根、芦根、石斛、黄连、黄芩、郁金、扁豆皮、谷芽、竹茹、枇杷叶等。服后寒热尽，呕吐止，未发现鼻衄，唯有阵发性咳嗽，无痰。

乃着重疏肺降逆止咳，后入清热宣湿之品，如苏子、苏梗、薄荷、黑荆芥、枯黄芩、茵陈、芦根、竹茹、杏仁等出入加减。

服至 1958 年 3 月 3 日，小便清长，黄疸显著转淡。1958 年 3 月 7 日，咳嗽基本痊愈，乃去疏散之药，以和中宣湿清热之剂调理。1958 年 3 月 13 日，黄疸退尽，无自觉症状，肝功能检查正常而出院。

杨老按：按治疗黄疸的原则，张仲景的《金匮要略》即指出："假令脉浮，当以汗解之。"说明有表证者宜从汗解。但取汗的方法甚多，有用辛温发散者，有用辛凉开解者，有用温阳发汗者，有用滋阴取汗者，皆以当时的病情而定。此患者入院时，寒热犹未尽，每日午后体温即上升，因其热型不似一般感冒之持续性，虽脉浮数而濡，未用取汗的方法，而根据《金匮要略》诸黄用柴胡汤的治法，以小柴胡汤加减和解之，同时配伍之药亦较杂，故没有明显的效果，反而发生鼻衄、口干、呕吐、喉微痛等症。自采用辛凉清解之剂，病情即逐渐好转，鼻衄止，喉痛、呕吐等已消失。因其咳嗽甚频，乃着重疏肺降逆，前后约两周，均未离疏肺取汗之品，更证明黄疸脉浮应从汗解的正确性。不过，患者入院时，既有寒热头痛、咳嗽的表证，又有浮数的表脉，不予疏解肺气，而强调其热型从少阳下手，是不够恰当的，兼之配伍药颇杂，所以连服 3 剂无效，是值得加以注意的。由于患者身体消瘦，病程中又有鼻衄、喉微痛的表现，说明其为阴虚血燥之体质，所以疏解药中避免使用辛温之剂，而治呕止吐亦按照治疗热呕之法见效甚快，虽是平淡，但寓有深意。

编者按：本案体现了黄疸兼表证当从汗解的治法。《景岳全书》将黄疸分为四类："黄之大要有四：曰阳黄，曰阴黄，曰表邪发黄，曰胆黄也。知此四者，则黄疸之证无余义矣。"《金匮要略》指出："假令脉浮，当以汗解之。"本案初诊时仍有寒热，伴腹痛便溏，小便黄如清油，大便溏，呈灰白色，为黄疸兼有表证，故用小柴胡类和解少阳无效，改用辛凉解表宣肺法，使湿热之邪从肌表汗解而取效。

9. 黄疸兼表证 2

胡某，男，28 岁，营山籍，已婚。于 1958 年 3 月 29 日入院，于 1958 年 4 月 25 日出院，共住院 27 天，服中药 23 剂。主诉：上腹部疼痛 8 天，发黄 1 周。病史：患者以往身体颇好，除患过疮、痢而外，少有患病。病前未接触过类似"肝炎"的患者。病程中伴有精神不振，头晕，发烧，曾腹泻一天，大便为灰黄色。自患病以来，饮食未减少，不恶油，无流涕、咳嗽、恶寒、呕吐等情况。入院时巩膜及全身皮肤呈中度黄疸，精神、食欲及大便正常，小便较初病时稍淡，无其他不适感，苔白厚腻、不干，脉弦濡。

诊断：黄疸。

辨证：湿郁发黄。

治法：和中利湿。

方剂：茵陈五苓散。

患者服药后一般情况尚好。因发现鼻衄，乃去桂枝，又进两剂，苔仍厚腻，同时自觉大便解不通畅，乃改用茵陈蒿汤加豆卷以宣湿通肠胃。

服 3 剂后又感风邪，头痛，咳嗽，鼻塞，流酽鼻涕，吐白涎痰，以杏苏散加减疏解肺气。

中间曾重感冒一次，感冒症状迟迟未尽消失，因此未变更治法。感冒痊愈后，肝功能检查亦告恢复，乃出院调养。

杨老按：此患者入院时，病情较轻，体质尚好，所以采用一般治法，先分利其小便，依据"治湿不利小便，非其治也"。但服药后因有鼻衄现象，故去桂枝的辛热，以免燥血动血。由于舌苔厚腻未见减轻，乃用茵陈蒿汤以逐秽通肠。此后感冒持续未愈，因此一直皆以疏解为主。感冒症状消失后，肝功能亦趋正常，可见开通汗腺亦是排除病因的方法之一，这是依据张仲景在《金匮要略》中所提到之"黄疸脉浮宜以汗解之"的治疗原则。按浮为表脉，故宜汗解。不过，必须结合全身症状综合参考，方能符合辨证要求。

编者按：本案与黄疸医案 8 同为黄疸兼表证，体现了汗解的治法。

10. 黄疸兼表证 3

邓某，男，27 岁，永川籍，已婚。于 1958 年 2 月 15 日入院，次日开始服中药，于 1958 年 3 月 12 日出院，共住院 27 天，服汤剂 16 剂，片剂 10 天。主诉：头痛呕吐、两肋下缘痛 7 天。病史：患者以前身体尚好，1949 年患过疟疾，1952 年在朝鲜患过猩红热，1957 年患间质性肺炎，在石家庄住院两个月病愈出院。1957 年 12 月下旬，又因患传染性肝炎入另一医院治疗。到 1958 年 2 月 1 日出院，医生说是好了，但又嘱其再去检查，因回成都而未去。1958 年 2 月 7 日由河北返川途中，因感冒风寒出现头痛呕吐、两肋下缘痛，经医治未愈始来就诊。肝功能检查：黄疸指数 14U。凡登白试验定性：迟缓，直接反应。定量：胆红质 1.627mg/100U，CCF（++）。病程中出现寒热、口苦、食少体倦、尿黄等症。患者入院时巩膜及全身皮肤不黄，头昏咳嗽，右胁阵发性疼痛如针刺，有时发干呕，四肢酸软，脐周时作痛，大便干燥，小便仍深黄，口苦无味，舌苔白黄而腻、不干，脉浮弦而数。

诊断：黄疸。

辨证：内伏湿热，外感风寒。

治法：疏解通和。

方剂：杏苏散加减。

处方：防风、苏梗、麻黄、前胡、杏仁、焦栀子、瓜蒌壳、桔梗、枳壳、茯苓、甘草。

当咳嗽减轻，胁痛仍然存在之际，改用薄荷、柴胡、瓜蒌壳、赤芍、制旋覆、橘络、刺蒺藜、郁金、香附、甘草等疏通经络的方法。

以后胁痛逐渐好转，唯消化功能减退，饮食稍后则腹痛腹泻。乃专一调整消化，初用藿香正气片与香砂六君片同进，泻止后乃去藿香正气片，又服香砂六君片1周，肝功能检查全为阴性，临床症状消失而出院。

杨老按：患者入院时表证犹未解，虽有内伏湿热，亦着重在于开解，即"凡有旧疾而感新患者，当先治其新病"的道理。当胁痛减轻之后，患者饮食稍多即作泻，乃病后脾失健运、消化功能衰减之征。继后改用香砂六君片，此为一种单纯的健脾和中之剂，服后泻止食增，病即痊愈。证明张仲景在《金匮要略》上指出"见肝之病当先实脾"的原理确有见地。据患者自述，在石家庄住院两次，共计两个多月，而两次出院检查肝功能 CCF 均为 ++，而这次始为阴性，更足以说明使用促进消化的方法于肝炎恢复阶段是有一定作用的。

编者按：本案根据临床资料，当属急性肝炎恢复期，其治疗经过体现了两个治则：①表里先后及标本缓急的治疗原则，即"凡有旧疾而感新患者，当先治其新病"，先用杏苏散加减治新有外感表证。②肝炎恢复期多以脾虚失运为主，采用健脾和中法，体现了《金匮要略》"见肝之病当先实脾"的思想。

11. 阳明发黄

赵某，男，23岁，吉林籍，已婚。于1956年12月25日入院，1957年1月5日开始服中药，于1957年1月19日出院，共住院24天，服中药13剂。主诉：发黄3天。病史：患者平素体健，无慢性病及发黄史，病前未与类似肝炎之患者接触过。1956年6月皮肤发生小疖，曾于肌肉静脉注射过针药数十次。入院前13天即开始感到头昏，体倦，食欲不振，以后病情逐渐加重，并伴有闻肉味即发呕、小便深黄、大便秘结干黄等症。入院前3天，出现上腹部左右游走隐痛，同时大便由干燥转为稀水，每日3~4次，便色黄，巩膜呈中度黄疸。入院即按照西医常规治疗，经治 13 天，效果不太显著。现患者心烦难寐，舌根浊，舌尖红，脉弦。

诊断：黄疸。

辨证：湿热发黄。

治法：清热利湿。

方剂：茵陈蒿汤。

处方：茵陈、黄连、茯苓、焦栀子、猪苓、郁金、青蒿。

患者服药后睡眠不好，仍发烦，大便 3 日未解，小便黄，环唇生小疖，舌苔厚浊。改用茵陈蒿汤加连翘、豆卷以解毒宣湿而通便利胆。

患者服两剂后，大便始通，自大便通后，人即安静，当晚即能入睡 3 小时，精神及食欲亦好转。

以后于原方中除去大黄，另加瓜蒌壳、枳壳、法半夏、薤白等以通肠。1957 年 1 月 9 日，黄疸已不显著，同时环唇小疖亦愈，其他病症亦逐渐转为正常。至 1957 年 1 月 18 日，肝功能检查正常而出院。

杨老按：本病为湿热积滞郁结，致肠道之秽浊不得下行，由于秽浊的干扰，引起患者发烦不安、不能入睡，此谓"胃不和则卧不安也"，属于黄疸中之里证、实证。张景岳曾说："伤寒至表传里而湿热郁于阳明者，亦有黄证……湿热内郁者，必烦热……若阳黄实邪内郁，而痞结胀满者，宜先下之，然后清其余热。"说明传染病由表入里，亦发生黄疸，出现烦热，再加上胀满痞结等现象，就应该先用下法以通阳明，然后复查余热的轻重，再适当清里。另外，阳明系指经络言，若指脏器，则指胃腑，通畅阳明即调理消化的意思，所以治疗此病是以张氏的学说为理论基础，不过第一个方子用得不太切实。

编者按：《景岳全书·杂证谟·黄疸》曰："表邪发黄，即伤寒证也。凡伤寒汗不能透，而风湿在表者有黄证；或表邪不解，自表传里，而湿热郁于阳明者，亦有黄证。表邪未解者，症见发热、身痛、脉浮、少汗，宜从汗散；湿热内郁者，症见烦热、脉缓滑、多汗，宜分消清利；阳明实邪内郁、痞结胀满者，宜先下之，然后清其余热……伤寒发黄，表邪未清而湿热又盛者，治宜双解，柴苓汤或茵陈五苓散主之；若内热甚而表邪仍在者，柴苓煎主之。若但有湿热内实胀闭等证而外无表邪者，茵陈蒿汤主之。"本案主症与该条文丝丝相扣，故其治则若起始即用"先下之，然后清其余热"，或收效更为迅捷。病案中初时未用下法，或是疑其大便为稀水之故。

12. 少阳发黄

宋某，女，22岁，大邑籍，已婚。于1958年4月28日入院，1958年6月23日出院，共住院56天，服中药50剂。主诉：头痛发烧、全身无力8天，眼黄3天。病史：患者身体颇好，少有患病。病程中伴有咳呛、呕吐、身痛、腹痛、食少恶油、大便稀、小便黄如浓茶等症。曾在医院门诊服西药退烧，又出现黄疸，改服中药无明显效果，收入住院治疗。患者入院时呈中度黄疸，自觉一阵阵的发烧，但不恶寒，午后体温37.7℃，头痛咳嗽，腹痛尿黄，两胁胀痛，仍食少体倦，舌苔白黄润滑，脉浮数而濡。

诊断：黄疸。

辨证：邪伏少阳。

治法：疏透宣解。

方剂：柴胡枳壳汤加减。

处方：防风、苏梗、杏仁、桔梗、连翘、焦栀子、茵陈、枳壳、建曲、茯苓、瓜蒌壳、枯芩、柴胡、甘草。

患者连服上方1周，烧热始退净，其他症状亦减轻，唯有头顶痛，自觉有热气上冲，睡眠不好。改用天麻、菊花、桑叶、白芍、焦栀子、夏枯花、刺蒺藜、钩藤、石决明、甘草等清热镇肝。

以后又因右胁疼痛，加用制旋覆、薄荷梗、赤芍、枳壳等以通络调气。

至1958年5月下旬，黄疸基本退净，唯白带多，消化力差，乃以香砂五味异功散加焦黄柏、茵陈、怀山药、扁豆、炒白芍调理脾胃而清利湿热，除偶因感冒或伤食另用其他方药而外，均按照以上原则调理而痊愈。

杨老按：按《伤寒论》"头痛有热者"以小便"清"与"不清"来辨别表里。此病初起头痛发热，而小便黄酽，虽然有似"里"证，但咳呛呕吐，脉浮数而濡，又与里证不符。再结合两胁胀痛、食少体倦等症，不难体会到此病表证既未全罢，同时已经呈现"半表半里"证候（如厌食身倦、呕吐胁痛等）。按三阴三阳来划分，此病属于"少阳"，少阳的治法宜于和解，其主方为"小柴胡汤"，由于患者出院时呕吐已止，故去"半夏"，又无气虚的表现，故不用"人参"。因咳嗽、脉浮为表证尚未消退，腹痛发黄为内有湿热，因此使用疏肺和中、清理湿热的方药。这种方剂服1周后，外来之表邪已减轻很多，再根据以后用药的情况来看，患者平时系"阴虚肝旺""脾胃虚弱"的体质，同时兼有湿热内伏。从头顶痛、热气上冲、睡眠不好、消化力弱、白带多等一系列现象及新病等，很易辨识清楚，至于中间又出现过右胁痛，这不过是湿热伤络的关系，略加通络调气之品，使气机调达，很快即告消失。

编者按：本案呈现了黄疸伴少阳证的证治。其证为：黄疸，头痛发热，小便黄，食少体倦，两胁胀痛。病机为：邪在少阳，内郁湿热。故治法为：和解少阳，清利湿热。

13. 少阳阳明同病 1

张某，女，29岁，隆昌籍，已婚。于1958年4月9日入院，于1958年5月28日出院，共住院48天，服中药46剂。主诉：寒热身痛、厌食体倦8天，眼黄5天。病史：患者幼年即有胃痛史，时常发。新中国成立前患过疟疾，1948年又患过伤寒，病前曾探视过"肝炎"病人。病程中伴有头痛呕吐、厌食恶油、上腹部疼痛、尿黄等症，同时精神日趋萎弱，大便呈灰白色。病后即在第一门诊部治疗，效果不显，始来就诊，初诊为"传染性肝炎"收入住院。患者入院时精神不振，形体消瘦，巩膜及全身皮肤发黄，头昏，身痛，上腹部饱胀，发干呕，食欲不振，微有寒热，口苦微干，小便深黄，大便两日未解，苔白厚，脉弦数。

诊断：黄疸。

辨证：少阳阳明合病。

治法：和少阳，通阳明。

方剂：大柴胡汤合茵陈蒿汤加减。

处方：

柴胡 9g　　　黄芩 9g　　　法半夏 9g　　　生姜 9g

炒枳壳 9g　　大黄 9g　　　炙甘草 6g　　　茵陈 9g

桑白皮 9g

患者服上方两剂后，寒热退净，干呕消失，其他症状均有好转。但头顶昏闷，睡眠不好，多梦（平时即有此现象），乃改为疏解和中清热之剂调理（苏梗、炒栀子、茵陈、桔梗、枳壳、厚朴、鸡内金、刺蒺藜、夏枯花、薄荷梗、白菊、枯黄芩、甘草等出入加减），服后病情逐渐好转。

入院两周（1958 年 4 月 23 日）后，黄疸退净，精神、食欲亦接近正常，唯胸胁及头顶作痛，看书久则眼花。又用天麻、白菊、云神、石决明、潼蒺藜、女贞子、夏枯花、甘草等养阴镇肝之剂，有时加入旋覆花、桑寄生、藿梗、枳壳以和中通络。又服十余日，病情更有好转。

因消化力弱，食欲不好，大便稀溏，以香砂异功散加鸡内金、建曲，连服 5 剂，痊愈出院。

杨老按：本病治疗过程共分四个步骤：第一步是因为寒热口苦，干呕身痛，同时又有腹满、便秘、发黄的现象，因此采用和解通里的方法同时并进；第二步是由于患者头顶痛，平时有难寐梦多的旧恙，说明本质系肝阴不足，有肝阳上逆之征，兼之寒热已净，大便已通，所以无须再事升提及通荡，而用轻剂柔和；表邪将净，则呈现阴虚肝乏濡养，如头痛眼花、胁痛等症，故第三步则是以养阴镇肝为主；最后，临床症状大体消失，而食少便溏，更证明其消化吸收的功能显著减弱，当然应该从健脾和胃着手，故用香砂五味异功散加味调理脾胃而获全功。本病施治概要大致如是，不过中间用药尚不够简练，也值得加以注意。

编者按：本案呈现了少阳阳明同病之黄疸的证治，大柴胡汤合茵陈蒿汤加减。

14. 少阳阳明同病 2

沈某，男，17 岁，成都籍，未婚。于 1958 年 4 月 23 日入院，于 1958 年

5 月 8 日出院，共住院 15 天，服中药 14 剂。主诉：体倦、食少 8 天，眼黄 5 天。病史：患者平时身体尚好，未患过什么重病，病前亦未接触过类似"肝炎"之患者。病程中伴有发烧、出汗、头昏、中脘及两胁疼痛、干呕、尿黄、大便秘结等症。曾服中、西药未愈，遂来就诊。患者入院时巩膜及全身皮肤中度发黄，头昏体倦，心烧口苦，饮食无味，胃脘隐痛，大便 3 日未解，小便仍如酽茶，体温较常人略高，苔白黄而厚，脉弦数。

诊断：黄疸。

辨证：少阳阳明合病。

治法：和少阳，通阳明。

方剂：大柴胡汤合茵陈蒿汤。

患者服上方两剂后，大便已解，其他情况亦好转，唯鼻干有血，起床则头脑昏晕。乃改用黑荆芥、防风、郁金、夏枯花、连翘、焦栀子、茵陈、枳壳、白菊、酒大黄等药，这种祛风清热、解郁和中的方剂出入加减，连服 10 日。

服药后，患者小便清长，大便通调，胃脘不痛，除巩膜尚有微黄、舌微红干、头摇动则痛而外，无其他不适。曾拟养阴清热的方剂，如石斛、白菊、夏枯花、生地炭、茯苓、焦栀子、知母、赤芍、角参、甘草等调理善后，因患者要求出院，劝阻无效，自动出院。肝功能检查：黄疸指数 12U；CCF（++++）；TT 20 马氏单位。嘱其继续治疗。

杨老按：此病初起有干呕、胁痛、口苦等症，为邪在少阳之征，而胃脘隐痛，小便黄酽，大便 3 日未解，苔白黄而厚，又为病入阳明之象，所以采用大柴胡汤和茵陈蒿汤两经同治。之后患者因鼻干有血及头晕，故不再用柴胡、法半夏、生姜之苦燥升提，改进清热解郁和中之剂；胃脘不痛，大小便已正常，但舌微干红，故以养阴清热之剂善后。不过，此患者已经治疗半个月，总觉住院时间太短，虽临床症状有显著好转，但肝功能检查进步尚慢，必须后续追踪了解患者出院后的恢复情况再作结论。

15. 湿热黄疸伴蛔虫症

张某，女，10岁，成都籍。于1958年2月16日入院，于1958年3月8日出院，共住院21天，服中药19剂。主诉：倦乏、厌食8天，皮肤及眼睛发黄2天。病史：患者以前患过猩红热，病前几个月未注射预防针及其他针药，亦无黄疸接触史。病程中出现寒热呕吐、食少尿黄、上腹部疼痛、大便干燥等症。门诊检查：尿胆原、胆红质均为阳性，未查肝功能。患者入院时皮肤中度发黄，食少倦怠，中脘及肝区有明显压痛，呕吐恶油，舌苔黄白厚腻，起花点。患者自述从前泻过蛔虫。现大便干，日解一次。

诊断：黄疸。

辨证：湿热壅滞。

治法：清热解毒，利湿通便。

方剂：茵陈蒿汤加海金沙、建曲。

患者服药后大便已通，尚有呕吐现象，改用五苓散以分利小便，加黄连、吴茱萸、金铃炭、藿香以安蛔定吐。

入院第7天，黄疸退尽，小便清亮，唯中脘按之尚隐痛，乃改用和中健胃、除湿清热之剂，即茵陈9g，栀子9g，苍术9g，茯苓9g，鸡内金9g，谷芽15g，厚朴6g，薏苡仁12g，藿香9g，甘草3g。

调养两周，因临床症状完全消失，乃出院休息，并嘱其10天后检查肝功能。患者入院后两次肝功能检查比较：

第一次：黄疸指数10U。凡登白试验定性：双相直接反应。定量：胆红质0.6mg/100U，CCF（++++），TT 20马氏单位。

第二次：黄疸指数6U。凡登白试验定性：直接反应阴性，间接反应弱阳性。定量：胆红质微量，CCF（++），TT 12马氏单位。

杨老按： 患者发黄仅两天即入院治疗，由于其临床症状颇典型，又无其他加杂症状，因此只采用一般常法治疗。因其苔腻、起花点及平时有蛔虫史，同时大便检查亦发现蛔虫卵，故加入金铃炭、黄连等，取其治蛔兼有定吐的作用。此病恢复较快，入院1周后临床症状基本消失，可能是治疗及时且患者正处在发育期的关系。至于肝功能尚未恢复正常，乃是治疗时间太短的缘故，待其复查后再予补记。

编者按：本案根据病情资料，属急性黄疸性肝炎伴蛔虫症。先后用清热利湿通便、清热利小便、健脾除湿等法分阶段施治而获效。

16. 湿热黄疸伴血虚胁痛

向某，女，22岁，成都籍，已婚。于1958年3月4日入院，于1958年3月30日出院，共住院26天，服中药18剂。主诉：胃脘疼痛7天，痛时放射至背部及腰部。病史：患者14岁时即有胃痛疾患不时发生，但情况尚轻，不冒酸打呃。又有蛔虫病史，1951年曾服驱虫药下过蛔虫。家庭人口健康无病。同单位有一肝炎患者，与她同寝室。病程中伴有呕吐尿黄、头痛厌食等症。曾在医院门诊抽血检查，黄疸指数12U，胆红质1.2mg/100U，CCF（++）。患者入院时一般情况尚好，巩膜及全身皮肤不黄，头晕，胃脘隐痛，精神、食欲较差，小便微黄，大便正常，舌淡白而润，脉弦不数。

诊断：黄疸。

辨证：湿热困脾。

治法：温中调气止痛。

方剂：香砂六君片（香砂六君子汤原方制成）合藿香正气片（藿香正气散原方制成）。

患者服上方两剂后，胃脘疼痛减轻，食欲增进，但大便结燥，不易解出，乃改用开通肺气及润肠之剂，如桔梗、苏梗、枳壳、杏仁、瓜蒌、白芍、麻仁、白蜜等。

又服药4天，大便转润，但觉心口痛，食欲不振，仍用香砂六君片两天，饮食又恢复正常，胃痛亦减轻，但舌微干黄，中心呈现裂纹，右胁作痛，乃于和胃润养之剂中加疏肝调气之品出入为方（当归、芍药、广陈皮、瓜蒌、薤白、柴胡、薄荷梗、枳实、厚朴等），以资调理。

患者出院后，临床症状消失，唯有时右胁作痛，曾来院诊治两次，完全使用通络养血的方药，如熟地黄、酸枣仁、沙参、麦冬、秦当归、枸杞子、潼蒺藜、金铃炭、旋覆花、甘草等，服用6剂后，肝功能检查已转正常。

杨老按： 从此病的治疗经过来看，患者系血虚肠燥、胃气郁结的体质，因此使用温运中宫的方剂，胃痛减轻，精神、食欲均较好，但又呈现液亏血燥之征，使用润滑胃肠的方剂，大便通调，津液比较充沛。又发生胃痛、食欲不振等现象，这样反复治疗，症状还是没有彻底消除，虽然采用开郁和中、养血调气合治的方法，病情有所好转，而右胁疼痛迄未痊愈，因为阴亏血燥是本质的关系，胃脘郁结作痛，不过是暂时的征象，所以当胃痛既愈之后，即由滋水生肝着手。清代名医魏玉璜治疗血虚胁痛，常用这种方法，收到很好的效果。同时，肝得此养，自不犯胃作痛，故不必治胃而痛自止。又有肝热犯胃作痛，则宜清热泻肝，当用黄连、丹皮、胆草、栀子等类；又有肝实犯胃作痛，则宜疏土伐木，当用青皮、柴胡、厚朴、枳实、三棱、莪术等类；又有肝气抑郁犯胃作痛，则宜调气解郁，当用香附、木香、广陈皮、柴胡、薄荷等类。这些例子尚多，聊举一二以见一斑，至于具体掌握，自有患者的症候群可作为辨证的依据。

编者按： 杨老在治疗疾病时非常重视患者的体质因素，因不同的体质导致病情的发展、转归不同，相应遣方用药亦不同。本案患者为阴虚血燥体质，故在治疗黄疸的同时，借用清代名医魏玉璜治疗血虚胁痛之法，养血柔肝，通络行气，使肝木不能克土，而胁痛胃痛自止。

17. 湿热黄疸伴面瘫

崔某，男，24岁，山西籍，已婚。于1958年4月19日入院，1958年5月19日出院，共住院32天，服中药31剂，针灸10次，痊愈。主诉：食少倦怠、上腹部疼痛8天。病史：患者1948年患过胃痛，不冒酸打呃，但饮食不合适即要发病。1956年患过流感，经治痊愈。病前无"肝炎"接触史，亦无其他慢性疾患。病程中伴有头昏尿黄、寒热身痛、恶油呕吐。入院前3天出现黄疸，曾服药无效，遂收入住院治疗。患者入院时精神不振，消瘦，巩膜及全身皮肤中度发黄，头晕，食欲不好，上腹部疼痛不适，小便深黄如浓茶，大便正常，舌苔黄白而中心厚腻，两脉均系反关，弦大而数。

诊断：黄疸。

辨证：湿热困脾。

治法：清热和中通肠。

方剂：茵陈蒿汤加白蔻仁、鸡内金。

患者连服上方两剂，大便始通，但微泻，其他情况均有好转，小便亦较淡，量仍不多，改用茵陈胃苓汤全方以分利小便。

以后因头昏头痛、出汗发呕，改为大柴胡汤以和其表里。又服两剂，黄疸转淡，其他情况亦接近正常。

1958年4月28日（入院第10天），因晚间睡眠未关窗户而受凉，次日右侧面部麻木，右眼不能闭合，颊车不活动，口向左斜，当日即配合针灸治疗，并内服祛风之剂，如天麻、防风、白芷、羌活、蔓荆子、苍术、甘草等。面瘫及其他症状逐渐好转。

后因睡眠不好，晚间有汗出，以镇肝祛风养阴之剂（如天麻、钩藤、茯神、石决明、炒白芍、潼蒺藜、女贞子、生地黄、牡蛎、甘草等）调理一周余，黄疸已消，面瘫亦愈而出院。

杨老按：此患者在入院时即随着不同的病情，使用通里、分利、和解三种治法，效果尚好。由于夜卧当风，邪风袭入经络而引起面瘫，除着重采用针灸疗法外，配伍祛风开散之剂以治其表邪。因为患者形体消瘦，乃阴液素亏之本质，当风邪将退之际，又呈现睡眠不好、晚间汗出等阴虚证候，故最后调理善后之方，系以镇静滋养为主，略佐祛风通络之品而已。此病针灸疗法有一定的作用，其选用穴位附后，用作参考。

针：四白、太阳、颊车、地仓（均右），停针10分钟。

又：颊车、大迎、承浆、内关（双侧），停针10分钟。

编者按：本案湿热黄疸伴面瘫，仍按中医理论辨证论治，在用通里、分利、和解等法治疗黄疸的同时，配以祛风通络之药及针灸而愈。

18. 阴黄1

陈某，男，29岁，新都籍，已婚。于1958年3月1日入院，1958年

3月3日开始服中药，于1958年4月2日出院，共住院32天，服中药30剂。主诉：眼黄9天。病史：患者平时身体尚好，1953年因咳嗽在工人医院治疗20天，医生说是心脏病，此外少有不好。入院前半个月开始出现口苦食少，干呕，恶寒，体倦尿黄，情况日渐加重。入院前9天卧床不起，并发生剧烈心口痛。患者入院时巩膜及全身皮肤呈重度黄疸，食少倦怠。肝功能检查：黄疸指数100U。凡登白试验定性：快速直接反应。定量：胆红质9.926mg/100U，CCF（++++）。听诊：心尖区有吹风样收缩期及雷鸣样舒张中期杂音，韵律不规则，每分钟88次，P2亢进。现患者胃脘隐痛，时嗳气，肠鸣，大便稀黄，日解3次，小便较初病时淡，苔灰白而厚，脉细而濡。

诊断：黄疸。

辨证：湿浊内蕴。

治法：温阳化湿。

方剂：茵陈胃苓汤加鸡内金、腹毛、白蔻仁、广藿香。

患者服药后病情好转。至1958年3月11日，共服8剂，精神渐复，食欲正常，黄疸转淡，其他亦无异常现象，唯脉细乏力略呈间歇，乃改用茵陈四逆汤加茯苓以重点温煦阳气。

服两剂后，因患者下午足微肿，又加白术、桂枝、泽泻以健脾利湿。一直服至出院，未变更。肝功能检查：除黄疸指数15U、胆红质1.519mg/100U而外，其余正常。嘱其继续治疗及抽血检查。

杨老按：根据本病的临床症状，属阴寒之象。基本上是按照治疗阴黄的方法来处理的。初时因其大便稀，次数较多，所以着重在于分利。当黄淡食增、大便自调的时候，乃改用温煦阳气之方茵陈四逆汤加味，主要培养患者的正气为主。又由于下午患者足微肿，故加入健脾利湿之品以通调水道，免致肿不易消。同时与温补之药同用，也不会有伤患者之体质。总之，治疗此类疾病，原则上是宜于温养，忌用寒凉。关于选用方药，不过根据其具体情况配伍适当而已。

编者按：本案体现了阴黄的治疗原则：健脾温化，利湿退黄。并据病情转变分阶段施治：初以脾虚湿邪阻遏为主，故用茵陈胃苓汤加味以温阳化湿；病情好转后，患者阳气虚成为主要矛盾，用茵陈四逆汤以温阳扶正，兼用五苓散健脾利湿。

19. 阴黄 2

柯某，男，23 岁，彭县籍，已婚。于 1958 年 1 月 20 日入院，次日开始服中药，共住院 45 天，服中药 30 剂，于 1958 年 3 月 6 日出院。主诉：饮食减少、倦怠 8 天，发黄 6 天。病史：患者以往身体尚好，少有患病。病后出现尿黄赤，大便频数，并伴寒热体倦、食少恶油、上腹部隐痛、头痛及胁部疼痛等症。本单位医生疑为疟疾，给予奎宁，服后出现耳鸣耳聋，站立亦不稳，并觉心累、心跳，皮肤与巩膜黄染。患者入院时呈慢性病容，有明显之中度黄疸，体质消瘦，脘痛体倦，心悸，口渴不喜饮，自觉腹内胀气，舌淡而润，苔黄白，脉濡。查血：血色素 7.5，红细胞 284 万，白细胞 5100。

诊断：黄疸。

辨证：脾虚湿盛。

治法：健脾除湿。

方剂：一加减正气散化裁。

处方：白术、广陈皮、茵陈、白蔻仁、云苓、薏苡仁、鸡内金、炒建曲。

患者服药后，病情逐渐减轻，取潞党参、附片、炮姜、桂枝、炙甘草等出入使用。

中间因感冒出现恶寒、鼻塞、出微汗，亦未采用单纯开散之剂，只以玉屏风散合桂枝汤两剂即解。

继后感觉夜间出汗，消化不良，大便解后犹有不消化食物存在，从 1958 年 2 月 15 日起，完全以茵陈四逆汤加炒白芍合香附六君片连服 10 天，黄已退净，人亦发胖，其他虚羸症状均已消失，有时小便微黄及腹胀，只用香砂六君片、藿香正气片调理而痊愈。

杨老按：患病仅两周而呈慢性病容，兼之体质消瘦，体倦心悸，唯有黄白苔而质润不渴，同时脉濡，血色素仅 7.5，红细胞 284 万，此一派虚羸之征，因此确定其为体虚发黄，而采用阴黄的治法。由于初用除湿之剂较轻，效果不大，自加入参、附、姜、桂以后，病情日趋好转，继后完全使用茵陈四逆汤及香砂六君片以温养脾肾兼和中退黄，适病已将近痊愈，则揣以调整消化之剂收功，出院时不但临床症状消失，肝功能恢复正常，而人亦发胖，面色也转红润，可惜未再查血，以检查其贫血恢复之情况。这个病例的病情比较单纯，认识亦较易，所以方药少有变动，不过初时用药较轻，尚有药不胜病、病重药轻的遗憾。

编者按：此证为脾胃阳虚，水湿内困，故用茵陈四逆汤及香砂六君子汤以温养脾胃兼和中退黄而愈，后期以香砂六君子汤、藿香正气散调理善后。初期用茵陈五苓散类方健脾除湿无效，有病重药轻之感。

20. 阴黄 3

牟某，男，40岁，射洪籍，已婚。于1958年3月23日入院，1958年4月15日死亡，共住院23天。主诉：痞胀胁痛10天。病史：患者幼时嗜酒，近三年来，每日饮酒半斤左右，有胃痛史已十余年。两年前颈部、两腋下及鼠蹊腺淋巴结肿大，一年前出现过黄疸，但无发烧、腹胀等情况。10天前感觉精神疲软，胸痞胀，不能吃饮食，有时季胁作痛而入院。患者入院时呈衰竭病容，消瘦，嗜睡，巩膜及全身皮肤深度发黄，精神萎顿，懒于言语，问之则神识尚清，气馁心悸，胸脘板实，有时心发慌。自述得病10天来未进饮食，口渴不欲饮，小便深黄带红如浓茶，入院后可吃点蛋花、豆浆等类，发干呕，但未吐，发烧（上午低，午后高），舌质绛，舌苔干黄，脉动数而大，重按乏力。

诊断：黄疸。
辨证：湿热内蕴。
治法：清热化湿。
方剂：半夏泻心汤加减。
处方：苏条参、法半夏、黄连、黄芩、干姜、白芍、厚朴、枳壳、乌梅炭、麦冬、生地黄、炙甘草。

患者服药后呕止，仍不思饮食。因其咳嗽时胸胁掣痛，吐黄白黏痰，乃改用开胸痹及养津液之剂（瓜蒌、薤白、法半夏、枳壳、郁金、麦冬、甜杏仁、石斛、生地炭、黄连、黄芩）。

服药后仍不见好转，又改润肝、调气、理脾之方（茵陈、白芍、当归、炒栀子、云苓、软柴胡、焦白术、厚朴、枳壳、青皮、生姜）。由于大便不畅，深黄带黑，适当加鸡内金、槟榔及少量熟大黄亦无效，继用天花粉、石斛、炒栀子、广陈皮、薤白、枳壳、瓜蒌壳、谷芽、茵陈、竹茹、泽泻、淫羊藿、炒芍药、潼蒺藜、菟丝子、女贞子等以养液开痹、养肝利湿，亦无轻减征象。

最后使用淡药养肝柔肝（石斛、冬瓜子、豆卷、扁豆皮、旱莲草、炒玉竹、炒山药、谷芽、云苓、炒薏苡仁、杜仲），情况似觉稍稳，但精神日趋衰竭，体温时而上升，有时又不高，这样维持一周，终于不救身死。

杨老按：这个病例虽然发病仅一年，加重十来天，但结合以往病史，如一贯嗜酒，胃痛史已十余年，两年前淋巴结肿大，曾经发生过黄疸等，说明此病由来已久，不过潜伏未发而已。病情加重后，又未积极治疗，直到病已危重，始来就诊。根据入院时的症状，系胃虚肝旺（木克土），所谓贼克的现象，在治疗过程中，用过泻肝安胃、养液开痹、润肝调气、和中利湿兼柔肝养液等法，均不生效，最后使用淡药养脾柔肝，似觉病情稍稳，但由于身体衰竭过甚，仍不能挽救其生命。事后检查，此病用药稍温则津液愈干，用药稍润则胸脘痞滞难受，可见偏温偏润，皆不相宜。因肝脏受到严重的损害，已失去解毒和帮助消化的作用，所以药润则运化失职，药燥则劫其体液，反致热毒更形弥漫，所以最后服平淡柔养之剂则比较安定。

此病虽殚竭心思，经过数位医生会商处理，终归死亡。对于此类患者，存在有热毒内蕴的现象，在立方遣药上，应不用偏燥偏润之剂，同时早日使用大量柔养之剂。其效果如何，亦可通过更多的病例获得。

编者按：本案为死亡案例，诊断不明。从现有的资料分析，患者两年前曾有全身淋巴结肿大病史，病毒或细菌性传染病的可能性较大，亦可能是某种寄生虫病。又有长期嗜酒史、黄疸史，因此该患者应为慢性病过程，日久损及肝脏。本案的启发是：肝病后期如何用药救逆，此时正气大衰，阴阳两虚，又兼热毒内蕴，可用淡药养肝柔肝或可奏效，偏温偏润皆不适宜。

21. 阴黄伴肿胀 1

蓝某，男，34 岁，藏族，已婚。于 1958 年 4 月 2 日入院，次日开始服中药，于 1958 年 5 月 30 日出院，共住院 58 天，服中药 51 剂。主诉：腹痛 2 个月。病史：患者平时身体颇健康，喜吃生肉，有烟酒嗜好及冶游史。1956 年 3 月曾全身发黄，但不肿胀，经治一月余痊愈。1958 年 1 月，因食少体倦，呕吐尿黄，心慌恶油，继后出现黄疸、腹胀足肿、解白色大便等症，住院治疗约 1 个月，医生告知是"肝炎"，于 1958 年 2 月 16 日出院。此后肿胀逐渐加重，下腹部及右胁疼痛一直未愈。1958 年 3 月 21 日经人介绍来诊。入院时巩膜及全身皮肤呈深度熏黄色，腹胀大，高于肋缘，两腿有凹陷性水肿，感觉心悸，说话吃力。每餐可进稀饭 2 ~ 3 碗，但食后则腹胀增加，小便深黄，量时多时少，大便日解 3 ~ 4 次，量少不畅，苔白厚浊，脉弦。

诊断：黄疸。

辨证：湿邪内蕴。

治法：健脾化湿。

方剂：平胃散加减。

处方：

茵陈 21g	苍术 12g	厚朴 9g	鸡内金 15g
砂仁 3g	青皮 9g	陈皮 9g	炒泽泻 9g
槟榔 9g	厚附片 15g	生姜皮 12g	炒枳壳 9g
桂枝 6g	茯苓 18g		

患者服药两剂后，尿量增多，但苔仍厚浊，腹胀未减轻。于原方中加消积片（即阿魏丸原方制成）32 片，分 4 次服（一日量），以后病情逐渐减轻。

连服半个月，足肿完全退尽，腹胀亦消，舌转红润，唯眼黄未净。乃去消积片，原方略予加减。

处方：

白术 12g	苍术 12g	茯苓 18g	炒泽泻 9g
鸡内金 15g	厚附片 15g	茵陈 21g	砂仁 6g
肉桂 6g	厚朴 6g	槟榔 6g	青皮 6g
陈皮 6g	炒枳壳 6g	生姜皮 12g	

患者服药 4 天后，临床症状基本消失，仅眼尚微黄。原方改附片为八钱，加杜仲七钱，约服 6 周出院。出院时黄疸指数 15U，胆红质 1.458mg/100U。以原方 4 剂水泛丸，带回自服。又予秋石四两（代盐），嘱其 1 个月后到当地医院检查肝功能，将结果寄来。

杨老按：黄疸兼肿胀者，治疗起来比较艰难，况本病系第二次复发，又经过 4 个月的治疗并未生效，反而逐渐增重，同时黄疸晦暗如熏黄，与急性期"黄如橘子色"迥然不同。再结合其他症状及体征，如舌苔厚浊、脉弦不数，以及以往有吃生肉的历史，所以首先确定其内有积滞。由于本身阳气衰弱，失于健运，故停聚而成肿胀，因此采用温消的方法。前半个月因舌苔厚浊，所以复用阿魏丸，重点在于消积，以后舌苔已化，肿胀亦消，唯目黄未净，虽仍守原法，但重点在于温阳化气利湿。之后增加附片的分量及杜仲，恐通利太久，有伤患者的正气。在治疗过程中，方法始终是一致的，用这种方法治疗此类疾病比较稳当，无攻削太过而引起大吐大泻的弊端。由于患者急于出院，肝功能尚未完全恢复，待来信告知以后的检查情况，方能最后确定其疗效。

编者按：本案为反复黄疸兼肿胀，是否有腹水及肝硬化等而成膨胀，患者未言明。但黄疸色晦暗如熏、舌苔厚浊、脉弦等症，实属阴黄，故杨老采用温补脾肾、化气行水法治之。用茵陈胃苓汤加附子，并配阿魏丸以消积止痛。后期附子加量并加杜仲以防通利太过，强调对此类正虚邪实者，应时时顾护正气，避免攻伐太过。又：秋石有滋阴降火、止血消瘀的功效，并可用于水肿者以代盐，如《摘元方》所云："肿胀忌盐，只以秋石抖饮食，得肿胀消，以盐入罐煅过，少少用之。"

22. 阴黄伴肿胀 2

朱某，男，32岁，江苏籍，已婚。于1958年3月8日入院，3月10日开始服中药，于1958年6月7日出院，共住院91天，服中药79剂。主诉：胸痞呕吐18天，发黄4天。病史：患者以往身体颇好，1953年患过痢疾，1955年做过阑尾手术。新中国成立前有冶游史，无烟酒嗜好。病前曾接触过肝炎患者。病前约1周发现尿黄，并逐渐加深，既病以后，除胸痞呕吐、发黄外，伴有食少体倦、头痛发热、恶油等症，经中、西医诊治，效果不显，遂收入住院。入院时精神不振，巩膜及皮肤呈中度黄疸，胸脘胀痛，两胁亦有压痛，以右胁较甚，食欲仍差，有时呕吐，吐出为涎水，大便稀黄，小便仍深黄，苔白厚而干，脉缓。

诊断：黄疸。

辨证：湿郁发黄。

治法：温中化湿。

方剂：二陈汤加减。

处方：苍术、广陈皮、茯苓、法半夏、煨姜、炒建曲、鸡内金、桂枝、白蔻仁、藿香。

患者服上方两剂后，病情仍未好转，吃什么吐什么，自觉胸脘顶住不适，苔白厚而干，脉弦少力。乃改用旋覆代赭汤加减，即旋覆花、代赭石、广陈皮、法半夏、茯苓、焦白术、煨姜、附片、南藿香、枳壳、台乌、甘草以温阳降逆。

患者服药后呕吐止，每餐能进稀饭两碗，但中脘尚隐痛，起床则头眩不能支持。这样经过一周，因晚上吃"萨其马"（油腻不消化之品）、鸡蛋后，感觉胃脘不适，发生剧烈呕吐，情况十分严重。肝功能检查亦陡然增高。乃改用泻心法，取潞党参、粳米、法半夏、干姜、黄芩、黄连、厚朴、枳壳、砂仁、丁香、炙甘草以开其痞膈。

服药后呕吐渐止，饮食渐加，连服11天，一般情况均有好转，但舌苔白厚，脉短弦而乏力，午后即精神不振，足冷，大便稀溏，小便淡黄。又以茵陈四逆汤加云苓温养脾肾，同时配伍香砂六君片以开胃健中。

以后病情日见好转。此方约服两周，因面部浮肿，中脘时隐痛，按之痞鞕，目微黄，改用苍术、白术、厚朴、广陈皮、砂仁、鸡内金、茵陈、茯苓、泽泻、枳壳、厚附片以温阳消痞，兼利湿祛肿。

又经过两周，面肿已基本消尽，但有轻度黄疸未退，中脘尚有压痛，大便稀，苔白润，脉缓。仍以白术、广陈皮、茯苓、砂仁、鸡内金、干姜、附片、肉桂、法半夏、茵陈、炙甘草等温养脾肾为主。

又服药 37 天，临床症状完全消失。由于肝功能检查尚未正常，故又续服至出院。患者出院时，黄疸指数 12U。凡登白试验定性：双向直接反应。定量：胆红质 1.008mg/100U。其余正常。嘱其休息两周来院复查。

杨老按：本病治疗 3 个月之久，服药将近 80 剂，出院检查时肝功能犹未完全恢复正常。按治疗一般"肝炎"情况来说，效果是不好的。但根据其个案具体分析，在治疗上基本合乎病机。患者在入院两周当中，曾再度发生危象，第一次系用旋覆代赭汤加减，温中镇肝止呕；第二次由于饮食不慎，病情突然加重，经用泻心汤加减，方终转危为安；此后呈现阳气衰微，运化功能不健而致肿胀不消，以温阳为主，佐以化湿消胀的方法治疗，始渐趋稳定。至于出院时，肝功能检查犹未恢复正常，乃是病情严重，伤耗太大，则非短时间能解决。

编者按：本案属脾肾阳虚、寒湿阻遏之阴黄，为本虚标实之证，故病情反复，病程迁延。后期出现肿胀，为阳虚水泛。治以温补脾肾，化气行水，用茵陈胃苓汤加附子。

23. 单腹胀

何某，男，56 岁，资阳籍，已婚。于 1958 年 2 月 14 日入院，1958 年 4 月 6 日死亡，共住院 44 天。主诉：腹胀 2 周，发黄 11 天。病史：患者幼年有慢性咳嗽史，受凉则发，无胃痛发黄及"肝炎"接触史。患者初病时出现腹泻，有时为灰白色便，小便深黄如烟筒水，腹膨胀，剑突下更甚，饮食减少，曾服中药 5 剂，腹泻缓解，但腹胀如故，起病第 3 天出现黄疸，又服西药无效，遂收入住院治疗。患者入院时精神不振，呈慢性病容，巩膜及全身中度黄染，腹膨胀，按之绷急，平卧时腹部外凸，高于肋缘，两胁及全腹隐痛，放射到腰背，唯转矢气稍好，时咳嗽、头晕，两太阳穴作胀，睡眠不好，食少，腹泻，日解 4 ~ 5 次，呈灰白色，小便深黄如故，苔黄白厚腻，脉弦。

诊断：单腹胀。

辨证：湿浊困脾。

治法：化积行气，利水消胀。

方剂：五苓散加减。

处方：苍术、白术、云苓、猪苓、泽泻、砂仁、青皮、陈皮、金铃炭、香附、延胡索、厚朴、腹毛、茵陈、鸡内金、黄连、吴茱萸等出入加减。

患者服药后，病情无好转，又温补脾肾及软坚攻削之剂同进，如附片、椒目、砂仁、白蔻仁、柴胡、三棱、鳖甲、姜皮、菟丝子、淫羊藿、杜仲、潼蒺藜、茅术、茯苓、猪苓、泽泻、车前子等，仍不生效。并常发生咳嗽气紧及鼻衄，小便深黄末淡，量亦不增，腹膨胀亦不减轻，又改清热和中轻剂调理，亦不见好转。于 1958 年 5 月 6 日不治而死，死亡前一日，曾吐血数口。

杨老按： 患者入院时符合"单腹胀"的诊断，病情比较严重，兼之平时身体不好，又并发慢性咳嗽，同时年龄也快到六旬，面容消瘦，缺乏润泽。关于"单腹胀"这类疾患，本来就属难治，如果年龄较高，体质较弱，当然更不能期在必效，不过所要研究的是我们治疗的方法是否恰当的问题。此病的主要遣药除比较庞杂而外，大体是偏于温燥的，患者常有鼻衄、口苦、小便短黄、苔黄等现象，这就符合《素问·至真要大论》所说"诸腹胀大，皆属于热"的理论。我们没有从这方面着手，是值得考虑的。

编者按： 本案应属鼓胀，又称"单腹胀"，是指腹部胀大如鼓的一类病证，临床以腹大胀满、绷急如鼓、皮色苍黄、脉络显露为特征。明代张景岳的《景岳全书·气分诸胀论治》云："单腹胀者名为鼓胀，以外虽坚满而中空无物，其像如鼓，故名鼓胀。又或以血气结聚，不可解散，其毒如蛊，亦名蛊胀，且肢体无恙，胀唯在腹，故又名为单腹胀。"其病因病机多为酒食不节、情志刺激、虫毒感染，致肝、脾、肾受损，气滞血结，水停腹中。本病类似西医学所指的肝硬化腹水，包括病毒性肝炎、血吸虫病、胆汁性、营养不良性等多种原因导致的肝硬化腹水。

本案因临床资料简略，难以做进一步的分析讨论。对于此例死亡病案，杨老并不片面强调"单腹胀"病重难治，而是重在分析遣方用药是否恰当合理，是非常难能可贵的，值得后人学习。患者除了出现黄疸、腹膨胀外，还常伴有鼻衄、口苦、小便短黄、苔黄等症，杨老根据以上情况，以《素问·至真要大论》中"诸腹胀大，皆传于热"为指导，认为本病当考虑热证。对于邪火内炽、迫血妄行之吐血、衄血，用三黄泻心汤或可暂效。

24. 黄疸之寒热虚实转变

陈某，男，53岁，仁寿籍，已婚。于1958年5月15日入院，1958年5月19日确诊后开始服中药，于1958年6月21日出院，共住院36天。主诉：心口痛8天，眼黄3天。病史：患者20多年前即有慢性咳嗽史，但未吐过血。三四年前曾出现黄疸，并伴有呕吐及腹泻，服中药治愈。1957年又出现黄疸，情况与上次相类似，虽不发烧，但有胃痛烧灼等现象，经中医治疗，很久方愈。病程中伴有寒热身痛、厌食干呕、右胁胀痛、精神不振、尿黄便秘等症。患者入院时呈慢性病容，黄疸仍很明显，饮食少进，食后即胃上反胀，口角烂，鼻孔有血，睡眠不好，多梦汗出，大便为灰白色，解出不畅，小便仍深黄，舌苔黄白，尚不干燥，脉弦滑而数。

诊断：黄疸。

辨证：湿热内蕴。

治法：清热利湿，和中通肠。

方剂：茵陈蒿汤加鸡内金、白蔻仁、藿香、郁金。

患者服上方4剂后，脉弦数已平，黄疸转淡，饮食增加。因大便稀溏，日解4次，乃改用健胃祛湿之剂，如焦白术、茯苓、鸡内金、陈皮、砂仁、薏苡仁、茵陈、泽泻等以除湿和中，调整消化功能。

以后病情虽日有减轻，但感觉胃上不适，大便稀，日解2～3次，脉亦转弦缓，逐渐加入炮姜、肉桂、附片等药。又治疗十余天，症状消失而出院。

杨老按：此病前后所用的方剂，是迥然不同的。根据入院时的症状，乃是一种湿热尚盛、阻塞不通的所谓"有余"的现象。继后湿热渐解，阳气衰微，出现所谓"不足"的现象，因此方剂也就随之而转变。前人曾经指出"始为热中，末传寒中"的道理，从这个病例可以体会出来。

编者按：通过对本案的学习，使我们深刻体会到，疾病在发生发展及治疗过程中，常常会出现寒热、虚实的转化，这与病邪的性质、患者的体质、使用的药物是密切相关的。本案初起为湿热黄疸，治以茵陈蒿汤加味疗效明显，证治无误。但其后逐渐出现脾虚失运、中阳不足之症，用健运脾胃、温补脾肾之剂而收功。此为典型的由热转寒，由湿转虚，究其原因，可能与年龄较大、正气不足有关，即李东垣的《内外伤辨》所称："内伤之病，却初为热中，末传寒中。其中变化，皆由中气不足，乃能生发耳。"

25. 慢性黄疸

陈某，男，40岁，成都籍，已婚。于1958年5月24日入院，1958年5月26日开始服中药，于1958年6月24日出院，共住院1个月，服中药28剂。主诉：右胁痛、眼黄12天。病史：患者1950年7月曾患病一次，情况与这次相类似，当时亦食少倦怠，眼及一身发黄，后服中药治愈。病程中伴有胃脘阻滞、食少体倦、呕吐及小便黄赤等情况，曾服中药无效，又经第一门诊部验血及小便，说是"肝脏有病"，经人介绍来诊。入院时消瘦，呈慢性病容，精神不振，眼及皮肤中度发黄，色滞，右胁痛，稍动则加剧，睡眠不好，出微汗，小便黄赤如故，大便正常，苔白黄、不干，但较厚，脉濡数。

诊断：黄疸。

辨证：肝胆湿热。

治法：行气调肝，清热除湿。

方剂：茵陈五苓散加减。

处方：茵陈、金铃炭、茯苓、泽泻、黄连、吴茱萸、厚朴、青皮、陈皮、柴胡、猪苓、赤芍、鸡内金等出入加减。

患者连服上方 6 天，胁痛减轻，饮食较增，小便清长，黄疸亦减淡，唯精神不好，面色不润泽，晚间出冷汗，脉细乏力。乃改用镇肝养阴，略佐疏化之剂，如潼蒺藜、丹参、牡蛎、女贞子、金铃炭、茯神、香附、鸡内金、焦栀子、赤芍、白芍、茵陈等出入互用。

继后因大便结燥，解而不畅，同时右胁鞭痛亦未完全消失，又再加瓜蒌、枳壳、麻仁、鳖甲、当归等药，服至 1958 年 6 月 24 日，面色转红润，肌肉亦较丰腴，黄疸退净，间或有轻微胁痛，乃出院调养。

杨老按：此患者入院时，检查肝脏长大，在胁下 10cm，下缘已达脐下 1cm，右侧腹部肌肉紧张。出院时肝脏已缩小到 6cm，同时临床症状消失，形体亦不似入院时消瘦，说明中药有一定的效果。治疗的原则，除入院时采用止痛退黄治标的方法之外，主要是益肝养血。患者大便不畅，也是由于肝虚濡润缺乏，疏泄失职的缘故，所以着重在于益养，而不采取通荡的方法。这是根据患者消瘦的体质、面色枯燥、脉细而乏力的关系。同时，丹参、当归、鳖甲、牡蛎等药又有活血软坚的作用，因此对于肝脏的恢复也能有一定的疗效。可惜没有继续治疗，故不能观察到其肝脏是否能够完全恢复正常，未免遗憾。

编者按：患者黄疸反复发作，病程较长，同时神差消瘦，为本虚标实之证，肝之阴血亏虚为本，湿热阻滞、疏泄失职为标。故杨老在治疗时，先用清热退黄、行气调肝之法治其标，随后主要用养血益肝之法治其本，并加软坚散结之品而获效。

26. 黄疸恢复期 1

罗某，女，40 岁，仁寿籍，已婚。于 1958 年 5 月 3 日入院，于 1958 年 7 月 9 日出院，共住院 67 天。主诉：食少倦怠 10 天，眼黄 4 天。病史：患者 20 多岁时患过闭经。1951 年曾患心口剧痛 1 周，但不冒酸及解黑便。病程中伴有头痛发烧，身体疼痛，口苦恶油，胸脘及满腹胀痛，得病前 1 周小便即黄，病后黄色加深如浓茶，服中药无效。经医院门诊检查肝功能，诊断为

"肝炎"，收入住院治疗。患者入院时巩膜及全身皮肤呈重度黄疸，痛苦表情，心口痛，放射于背上及两胁，口苦，冒清水，体倦不能食，发烦，体温持续在 38.3℃～38.7℃之间，不恶寒，小便热而黄酽、量少，大便 3 日未解，苔黄白干厚，脉弦数有力。

诊断：黄疸。

辨证：湿热郁滞。

治法：调气清热，化湿和中。

方剂：柴胡疏肝散加减。

处方：柴胡、枳壳、金铃炭、薄荷梗、延胡索、黄连、吴茱萸、香附、鸡内金、茵陈、栀子。

又因久痛未愈，加青皮、五灵脂、酒大黄等。患者服 3 剂后，体温稍降，疼痛减轻，其他情况亦好转，但喉干，鼻孔有血，苔干黄。乃除去辛燥之药，加养阴之品，如瓜蒌壳、石斛、天花粉、金铃炭、栀子、茵陈、黄连、薄荷梗等加减出入。

以后病情日益减轻，除偶因感冒、伤食、轻度风湿疼痛另做处理外，一般是以清热利湿为主。

由于患者休息不好，1958 年 6 月 14 日检查肝功能，CCF 由 +++ 增为 ++++。以后改用甘药调养（生甘草五钱、大枣五枚、浮小麦五钱），因浮小麦缺货未用，完全以甘草为主药，有时随症加入天花粉、石斛、谷芽、浙贝母等药调养而愈。

杨老按：此患者入院时病情颇重，经按照一般治法，结合患者具体情况灵活处理，尚有明显的效果。但此后病程拖得很长，一方面由于患者不与医生合作，起居饮食均不注意。另一方面，临床症状虽然已经消失，但肝功能检查 CCF 尚为 +++，这种情况已是数见不鲜，尚没有找出比较适当的治法。CCF 为阳性，乃肝脏受到伤害的表现，因此考虑如何促进肝脏的恢复，这个问题必须加以解决。根据《难经》"损其肝者缓其中"的学理，说明肝脏受伤，用甘药调理，原是一法，所以拟采用甘草一味为主。因患者说："怎么我天天吃的药都像甘草水？"故略加甘淡药性平和之药于其中。结果自服甘草以后，第二次（间隔10天）检查肝功能即完全恢复，不过病例不多，疗效尚不能肯定。甘草除旧说"解毒缓中，益脾缓肝"而外，据现代药理研究，甘草有类肾上腺素、葡萄糖醛酸解毒作用，对矿物质钙、钾、镁有平衡作用。据此，甘草能促进肝脏的恢复，不无理论根据。

编者按：《难经·十四难》论述了"五损"的症状，上损及下与下损及上的病势传变，并提出治疗大法。如"损其肺者益其气，损其心者调其营卫，损其脾者调其饮食、适其寒温，损其肝者缓其中，损其肾者益其精"。

杨老在本案的治疗过程中，发现了单味甘草能促进肝功能的恢复，并据《难经》"损其肝者缓其中"之理及甘草能"解毒缓中，益脾缓肝"确立其理论依据，又进一步深入了解现代药理对甘草的研究，这对于一位传统中医而言是非常难能可贵的，其与时俱进的精神值得后人学习。

据现代药理研究，甘草制剂和甘草甜素对多种实验性肝损害都有明显的保护作用，可降低肝硬化的发生率及血清转氨酶的活性，增加肝细胞内糖原和 RNA 的含量，促肝细胞再生。说明甘草确有促进肝功能恢复的作用。

27. 黄疸恢复期 2

田某，男，30岁，简阳籍，已婚。于1958年6月3日入院，于1958年6月12日出院，共住院10天，服中药9剂。主诉：头昏倦怠9天。病史：患者数年前在朝鲜经医生检查，说"心脏不大好"，"肺尖上有黑影"，注射链霉素而治愈。因在药房工作，可能收处方时接触过"肝炎"病人。病前曾用"肝炎"病人的茶桶倒过开水喝。病程中伴有饮食减退、上腹部疼痛、恶油、腹泻、小便黄赤、尿道作痛等症。患者曾抽血检查，黄疸指数10U，CCF（++），尿胆原及胆红素均为阳性。入院时不呈病容，但气色暗滞，比较消瘦，不发黄，口不苦，饮食如常。自述腰痛，胃上闷胀，肝区有压痛，精神疲乏，大便正常，小便微黄，舌苔灰白，脉弦滑微数。

诊断：黄疸。

辨证：湿热郁滞。

治法：清热除湿，分利和中。

方剂：平胃散加鸡内金、茵陈、云苓、泽泻、腹毛等。

患者服药后，病情逐渐好转。服 6 剂后，因饮食稍差，腹微胀，小便不黄，原方去泽泻、甘草，加白蔻仁。又服 3 剂，临床症状消失，肝功能检查亦完全正常而出院。

杨老按： 该患者本来病情就轻，又能及时治疗，所以恢复得较快。关于用药方面，也不过以平淡的方药调理脾胃、清利湿热而已，主要是支持本身的自然机能趋于恢复。如果用药过重，反而"诛伐无过"，隐耗正气，不但不能促其早日痊愈，对患者的体质也要受到相当大的影响，所谓"非徒无益，而又害之"。所以，首先考虑到这一点，故没有发生"病轻药重，药过病所"的缺陷。

编者按： 本案虽病情较轻，但仍能体会杨老遣方用药，思虑周全。

28. 黄疸恢复期 3

何某，女，27 岁，射洪籍，已婚。于 1958 年 2 月 22 日入院，于 1958 年 4 月 3 日出院，共住院 40 天，好转出院。主诉：肝区疼痛 2 个月。病史：患者 1957 年 3 月曾患"肝炎"，治疗 3 个月，基本恢复正常，已上班工作。约半个月又复发，乃完全休息，服中药调理。精神、食欲均好，身体已发胖，但肝功能一直未正常。近两个月来，肝区经常痛，小便黄，有时头昏。入院时精神颇好，无病容，仅巩膜有很轻的黄疸。自述头昏头痛，心悸胁痛，食欲、睡眠不好，多噩梦，小便黄，大便正常，舌苔薄白、不干，脉滑数而弦。又因感冒而喉痛。

诊断：黄疸。

辨证：风热外袭。

治法：轻开宣透。

方剂：桑菊饮加减。

处方：炙薄荷、白菊、桑叶、连翘、竹茹、生地炭、石斛、甘草等。

患者服药数天，喉痛已愈，又发生牙龈痛、耳鸣，肝区疼痛仍存在。乃改用通络行气养肝之剂，如制旋覆、炒白芍、金铃炭、炒丹参、甘草、香附、潼蒺藜、生地炭、麦冬等。

服药后病情有所好转，以后改用六味地黄汤加焦黄柏、白芍、杭菊、枸杞子以滋水生肝。

出院时患者自觉肝区、齿龈有微痛，小便有时发黄，无其他自觉症状。肝功能检查：除黄疸指数12U、胆红质1.5mg/100U外，其余正常。

杨老按：此患者在入院时，大势已去，只是调理善后问题，其临床所表现的症状，如头昏耳鸣、喉痛、齿龈痛等，均为阴虚阳旺之征，因此采用柔肝养血、滋肾生肝的方法，除治疗感冒曾用辛凉平剂清解而外，完全以上述方法为主。

编者按：本案主要是黄疸恢复期阴虚阳旺之证的调理善后，体现了通络行气、柔肝养血、滋补肝肾之法。

29. 黄疸恢复期4

杨某，女，郫县籍，已婚。于1958年7月3日入院，于1958年7月14日出院，共住院14天。主诉：巩膜发黄1个月，加重1周。病史：患者入院前1个月巩膜即有发黄，10天前又感到全身软弱，1周前病渐加重，出现厌食恶油、头昏嗜睡、腹痛腰痛、尿黄等症。曾抽血检查肝功能，黄疸指数20U，CCF（+++），遂住院治疗。患者入院时全无病态，皮肤不黄，巩膜有轻度黄染，饮食尚可，大便正常，上腹部不痛，不呕不渴，小便微黄。自述精神疲倦，腰部疼痛。苔黄白、不干，中心稍厚，脉略弦大。

诊断：黄疸。

辨证：湿热郁遏，经络阻滞。

治法：通络祛湿，清热解毒。

方剂：茵陈平胃散。

处方：茵陈、厚朴、苍术、陈皮、泽泻、秦艽、桂枝、甘草。

上方共服10剂，临床症状消退，肝功能检查亦恢复正常而出院。

杨老按：本来此病的情况即较轻，其人身体亦颇好，在入院时已经是在恢复阶段，其主要证候不过是舌苔中心稍厚，脉略弦大，腰部疼痛而已。这种现象说明湿邪未净，经络尚阻痹不通。因此，略予宣湿通络，即告痊愈。由于服药既已见效，当然无须变换方药，但这种病情单纯、轻而易举的病例尚不多见。

二、医话

1. 如何学好中医

（1）学习途径

学习中医学有先难后易和由浅入深两种途径：前者是先学基础理论，打下一定基础后再学习临床知识；后者先从诊治疾病入手，能够掌握一般辨证与治疗，再进一步探讨理论。两种途径虽各有优点，但也不应忽视其中存在的缺陷。关于途径的选择，学者应根据各人的具体情况加以确定。

前一种学习途径，虽然收益慢些，由于有较好的理论基础，为将来深入钻研创造了有利条件。从这种途径出来的医生，不论是辨识疾病还是立方遣药，均非只具临床经验者所能企及。宋人《楞严经》跋："譬如俚俗医师，不由经论，即授方药，以之治病，莫不或中，至于遇病辄效，悬断死生，与知经学古者不可同日而语矣。"清代名医高士宗从张志聪学，究观素、灵、本草、伤寒、金匮，始悔前之所集，皆非医家之根源，因深辟只阅方书，不明经论之弊，说明采取此种学习方法的优越性。反过来说，如只谈理论，对于实践应用不能具体掌握，则容易出现教条主义的错误。

后一种途径，从表面上看，虽然理论水平较差，但由于经常接触临床，不断积累实际经验，再逐步探讨理论，对提高学识水平也是有利的。章次公摘抄代望述《颜氏学记·卷一》说："譬之于医，《黄帝素问》《金匮玉函》所以明医理也，而疗疾救世，则必诊脉、制药、针灸、摩石为之也。今有妄人，只务览医书千百卷，熟读详说，以为余国手矣，视诊脉、制药、针灸、摩石为医家之粗不足学也……可为明医呼……尚不如习一科，验一方之为医也。"

强调了掌握实践知识的重要性。但如过分强调，也存在一定的缺点。心禅大师《一得集》谓："俗云熟读王叔和，不如临证多。"或曰："'古今元气不同，古方不可治今病。'二说误尽后学不小。似业医者，可不究古法，唯求临证多耳。"从两种方法看，当然临证多是学医的必要条件，如只满足于能够解决一般问题，不进一步学习基础理论，则往往容易出现经验主义的错误。

（2）学习方法

学习中医学，应该勤学苦练，广泛博览，不断充实提高，与学习其他业务是一致的。由于中医书籍集体写作者较少，大多数为个人论著，虽各有所长，而一偏之见亦在所难免，因此必须有所取舍，学中医不仅要勤于学习，还要善于学习。

前代医家在学术上有显著成就者，不仅在学习上付出了很大的辛勤劳动，同时还具有谦逊及不断进取的精神。清代徐灵胎的《慎疾刍言》谓："批阅之书千余卷，泛览之书万余卷，每过几时，必悔从前疏漏。"王孟英锐志于医，曹炳章集古阁重刊《潜斋医学丛书十四种》序称："孟英足不出户者十年，手不释卷者永夜。"而自谦谓才识疏庸，不能深造。可见，学习愈勤奋愈知不足，知不足才能随时总结经验，从而达到取其精华、去其糟粕的目的。

近人恽铁樵医师对"诸葛武侯读书但观大略，陶彭泽读书不求甚解"说："须知提纲不误，小节自不能惑，此之谓大略……提纲挈要，不枝枝节节求之，是谓不求甚解。"是言抓住重点，掌握原则，提纲挈领进行学习方法的重要性，特别是一些中医书籍中夹杂形而上学的观点，必须加以扬弃，学习时更应注意及之。《素问·至真要大论》谓："知其要者，一言而终，不知其要，流散无穷。"教导学者要领会书中主要精神，不寻章摘句，以瑕为瑜，才能收到事半功倍的效果。《灵枢》史崧序指出："读而不能为医者有之，未有不读而能为医者也。"所谓读而不能为医者，是指那些勤于学习，但不善于学习的医生，虽付出了许多辛劳，由于治学方法有问题，所以达不到学以致用的目的。

此外，中医书籍多系文言，而古典著述，文字古奥，往往不易理解，因此，在学医的同时，必须加强学习古文，提高语文水平，才能对医书特别是古典著作中一些文字的含义有较深的理解。如一时不能理解者，除了多查多问而外，有时在他处往往可以得到启发。有人学习《内经知要》"道生篇"时，对"久病咽津"不懂，后来看到"宣明五液篇"肾为唾部分才领悟。古代认为津液与肾相连，所以用咽津的办法以滋补肾气。可见医书中有些辞句，一时没有弄清其含义，可暂时存疑，只要随时留心，终有可能获得理解的。

（3）学习时间

时间过短，必难有较好的成就。《外台秘要》金声序："是道也，非苦心十年不可得，而今之学者，来辄问曰：吾欲就师授，十日可乎？一若是其亟也，吾虽欲传，其从何而传？"这说明学习中医学，必须有一个长期刻苦钻研的过程。《荀子·劝学》说："不积跬步，无以至千里。不积小流，无以至江海。"可见，学习应积之以渐，持之以恒，才能使学识不断充实和提高，操之过急是不能达到这一目的的。

旧社会学习中医，绝大多数是由师传或家传，两种途径均是长期跟师或随长辈学习。在阅读医书的同时，还要共同参加实际操作，经过耳濡目染，指点教诲，方能有较好的收获。收获的多少与学习时间的长短有密切的关系。

自 1956 年起，各省先后成立中医学院，按照国家规定年限，培养中医人才，学者有充裕时间进行课堂学习、见习和实习，打好中医理论及临床运用的坚实基础，不断提高防病治病的经验，这是完全正确的，也是必要的。

（4）"训诂"对中医的作用

中医书籍多系文言，特别是古典著作，文义尤为精深，又无标点符号以区分句逗及段落，同时其中许多辞句，读之则结屈聱牙，阅之则含义难明，给学习增加很大难度。为了能够正确了解书中的内容及意义，学习"训诂"是非常必要的。所以，"训"即是对句、段、篇具体含义的解释。对因时而异的古语，用当时的今语去解释，就是"诂"。此项工作早在汉代就有人开始注意和进行，即所谓的"训诂"。

学习中医，涉及这方面的问题颇多。如秦伯未《读内经记》，对《素问·上古天真论》"醉以入房"句，因上文"以酒为浆，以妄为常"，下文为

"以欲竭其精，以耗散其真"，以五字皆冠句首，文法一律，疑原本作"以醉入房"。治学提出怀疑是正常的，但如果用西周文法作对比，其怀疑则可冰释。《尚书·无逸》言殷高宗享国最久，其后嗣王不重视劳动，则享国日短，"或十年，或七八年，或五六年，或四三年"。上文有"七八""五六"，其下不作"三四"，而作"四三"，乃西周行文的习惯，所以《素问》不作"以醉"而作"醉以"。近人田宅安著《伤寒表识新编》，对《伤寒论》中的字法、句法、条例、章法及篇法有精辟的见解，兹摘录所释 257 条："病人无表里证，发热七八日，虽脉浮数者，可下之，假令已下，脉数不解，合热则消谷善饥，至六七日不大便者，有瘀血，宜抵当汤。"谓："无表里证，发热七八日之久而不衰，见血热之证已的，加之脉数为更的矣，以数断，脉浮在所不计，故虽浮数，亦不疑为气分之热，而宜用苦寒下其血热也。此是一句翻进一层之章法，假令已下脉数不解，血热下迫，当便脓血，苦寒败胃当不能食，而反消谷善饥，不大便六七日，其血不特热甚而已，而且热结为瘀也，苦寒之下药不足以破瘀，适足以闭郁而生热，郁热、瘀热两相合于内，故云合热。下后两热合于阳明，胃中消谷善饥如此之甚，不大便如此之久，便可明目张胆而直决之曰有瘀血。此是承上节翻出下节之章法，即血热证追出瘀血证也。若向者非瘀血，而但属血热，用苦寒下法脉数不解，下利当不止，势必协热而便脓血矣，何致有消谷善饥，不大便之证见于下后哉？此是反掉结尾之章法。"作者探讨本文的辞句及章法，层层剖析，清晰深透，虽未提及"训诂"，但明显见其对汉代文法有较深的了解，不然不可能有此合理见地。可见学习中医的同时，结合研究"训诂"，对学习是有很大帮助的。

至于有些字句，虽涉及"训诂"，但不能确定者，又必须参阅注释以解其惑。如《伤寒论》94 条："太阳病，脉阴阳俱停。"此"停"字本应作"伏"解，文理方才通顺，不知汉文即用停字？或传抄错简？因为欲作汗解之脉，每多伏匿难寻，乃作汗之先兆。此条以《医宗金鉴》所释明确可信，如说："太阳病未解，当见未解之脉，今不见未解之脉，而阴阳脉俱停（三部沉伏不见），既三部沉伏不见，则当见可死之证，而又不见可死之证，是欲作解之兆也。作解之兆必先震栗，汗出始解者，乃邪正相争作汗故也。但作解之脉不能久停，必有其先，先者何？先于上下阴阳沉伏不见处求之也。若从上部微微而见者，则知病势向外，必先汗出而解。若从尺脉阴部微微而见者，则知病势向内，必下利而解。如不下利，若欲下之，宜调胃承气汤主之。"此解理明辞达，由此体会到学习古典医籍如有疑问，结合"训诂"犹未解决者，可多查各家注释，择善而从，有时可得到意外的收获。

关于对"训诂"的正确看待和应用，日人长尾藻诚纂《先哲医话》曾言："凡读医经，训诂有确据，则举其一二……训诂虽精，而其义不切于治术者，未为得也。训诂虽不精，而施之疾病必有实效者，乃为得经旨矣。"指出学习中医研究"训诂"的目的和要求。可见，"训诂"在中医学领域中，一方面是为了帮助了解文献中的深文奥义，以提高业务水平，更重要的是把学到的理论知识，用以解决临床实际问题，与单纯从学术观点进行探索，又有所不同，也就是中医研究"训诂"的必要性和特殊性。

（5）触类引申

学习中医能知隅反，可收事半功倍之效。曾记学习《伤寒论》27 条："太阳病发热恶寒，热多寒少，脉微弱者，此无阳也，不可发汗，宜桂枝二越婢一汤。"最初由于未学"训诂"，对不可发汗，何以用麻黄？无阳脉弱，何以用石膏？无法理解。遍考诸家注述，有随文衍义者；有置诸阙疑者；还有解无阳为无津液，无阳为无太阳表脉者。言人人殊，仍不理解，及读章虚谷文，认为此条宜作两截看，宜桂枝二越婢一汤是接热多寒少句来，今为煞句，是汉文兜转法也，日本医士喜多村直宽氏亦谓此集系倒笔法也，与章氏所见相同。因此，除条文的含义获得解决外，同时还悟到仲景著述中，此类文法尚多。如 46 条："太阳病脉浮紧，无汗发热身疼痛，八九日不解，表证仍在，此当发其汗，服药已，微除，其人发烦，目暝，剧者必衄，衄乃解，麻黄汤主之。"此条麻黄汤主之，是接此当发其汗句下；服药已，微除，是指服麻黄汤后略有好转；发烦、目暝，系欲作汗解之先兆；唯剧者必衄，衄乃解，可见病不剧者不衄已解，焉有既衄病解，再用麻黄汤发汗之理。由于对 27 条文法的明确，学习此条需加以分析引申，即知其含义。此外，41 条小青龙汤证，《金匮要略》论肠痈证治，均是同样文法，不再作探讨。又有医书条文意在言外者，必须前后对照，细心体会，才能找出言外之意。例如，《温病条辨》"下焦篇"17 条："壮火尚盛者，不得用定风、复脉；邪少虚多者，不得用黄连阿胶汤；阴虚欲痉者，不得用青蒿鳖甲汤。"是言以上诸方的禁忌证，其适应证则意在言外。因为既已指出定风、复脉为壮火尚盛者所禁，足见当用黄连阿胶汤清其壮火。以下邪少虚多者，当用定风、复脉以补其已耗之阴；阴虚欲痉者，当用大小定风珠以止痉息风，均是意在言外。由此也就意识到，读书宜活不可死于句下。

2. 医学古籍的学习方法

对中医经典古籍的学习和研究，杨老一贯主张用中医基础理论进行推求，不主张运用现代医学生理病理知识进行解释，以免穿凿附会。

（1）独立思考，择善各家

学习古典医著，应在加强古文修养的前提下，认真阅读原文，独立思考，先有自己的初步看法，然后阅读各家学说以启发思路。理论正确或论述不够清晰，甚至有违原意，可择善而从。如果漫无主见，往往众说纷纭，莫衷一是。例如，《素问·阴阳应象大论》中的"七损八益"，是言人体生长发育、强壮及逐渐衰退过程。结合"上古天真论"指出的女子七岁至四七由幼弱到强壮，五七至七七由强壮而衰老；男子八岁至四八由幼弱到强壮，五八至八八由强壮而衰老，乃生理自然规律。养身保健者，必须明了这个规律并加以适应，庶不致未老先衰。所以，本论下文又提出"知之则强，不知则老"，文义比较清楚。但自杨上善以"阳胜八证属实，为八益；阴胜七证属虚，为七损"起，以后的医家又提出各自不同的看法。如吴昆根据王冰的学说，认为女子阴血常亏，故曰"七损"；男子阳常有余，故曰"八益"。张景岳认为："七为少阳之数，八为少阴之数。七损言阳消之渐，八益言阴长之由。"由于没有结合其他篇章分析，所以解释不够满意。汪机注释这段文字谓："女子二七而天癸至，七七而天癸绝，男子二八天癸至，八八而天癸终，损益阴阳，血满而去血，女子之常也，满而不去，则有壅遏之虞，月事以时下，则不失其常，故七欲其损；阳应合而泻精，男子之常也，佚而无常，则有耗惫之患，持盈守成，不妄作劳，所以益之道也，故男欲其益。"颇为明晰。谢观谓："七指女子，常有天癸之泻，故曰损；八指男子，非交媾不泻精，故曰益。所谓阳常有余，阴常不足也。"于理亦通。南京中医学院讲义称："女子以七为纪，月经宜于按时而下，故称损；男子以八为纪，精气宜于充满，故称益。是损作消字解，益作长字解，明乎阴阳消长之机，以免发生阴阳偏盛偏衰。"此说也是合理的。

综观以上许多解释，虽然百家争鸣，各抒己见，但也存在言人人殊。如果不经过独立思考，胸无定见，则会产生无所适从之感。唯日人丹波元简从人的生长发育直至衰老过程来解释，是合乎经文含义的，如说："女子从七岁至四七为生长阶段，有四段；男子从八岁到四八为生长阶段，有四段；合为八益。女子五七到七七为衰退阶段，有三段；男子五八到八八为衰退阶段，有四段；合为七损。"于理亦通。又有采取《医心方》之说："损女子之七，益男子之八，取人身同类之阴阳，以调和阴阳之偏盛。"系曲解经文，不可信。

（2）学《伤寒论》，重整体观

中医治病的特点，也就是《伤寒论》治病的特点，是整体观念的具体表现。《伤寒论》把外来因素侵袭人体后扰乱生理平衡而发生异常反应所表现的各种不同症候群分成六个阶段，定名为三阴三阳（太阳、阳明、少阳、太阴、少阴、厥阴）来观察生理机能的亢进和衰减，以分析疾病的表里深浅与病势的轻重缓急，作为临床处理的依据，而不是脱离整体，彼此孤立地分段治疗。例如，太阳病为疾病的初期，是指病因侵犯人体的时候，生理机能与疾病作斗争中，所出现的主要症状为肤表证候。我们必须掌握古人曾经说过的"善治者治皮毛"和"病在太阳愈于太阳"的原则，当患病的初期，即用畅盛皮肤和黏膜血液循环的方剂，以促进生理机能趋于自然汗出而愈。因为疾病不是静止的状态，而是不断地演变、不断地发展。在演变发展过程中，每因病人体质的强弱、年龄的老幼、时令地域及受病的轻重等的不同，而出现蓄水、蓄血，或"传经""合病""并病"，或误治等证候。由此看出太阳病在整个疾病发展中的重要性，更明确太阳篇的正治、救逆、分治、合治诸方法，为随证治疗的规律，而不为阶段所限制。所以，同一阶段、同一病型、同一治法，有不同的方剂来适应证候群的演变，以消灭或阻止病因的深入。我们不要以为初期病势轻浅而有所忽视，应该对太阳病篇的辨证、立方、遣药以及预后、禁忌等宝贵法度，加以重视。

（3）善选版本，查真辨伪

对多次增补的古籍，应查明渊源及版本，并选较好的版本阅读，在阅读中出现的年代错乱、可疑之处，当予以查证，以辨真伪。

（4）医理医德并举

不仅要学习古籍的医理、法、方药、证，更要学习古人的崇高医德及卓越见解和实事求是的精神。

（5）去伪存真，批判吸收

对曾经有效者，不妄下结论，继续使用观察并加以总结，以发掘丰富中医学的内容。

（6）触类引申，扩大应用

对古方的运用、理解，触类引申，随证化裁，扩大应用范围。如"白凤膏"出自《十药神书》，原治虚劳证，为肺肾阴虚，精血亏损，而又元气极虚，脾胃不和所致者。清代王旭高《环溪医案》治一小儿咳嗽，形瘦色黄，半载不愈，将"白凤膏"化裁，用平胃散加川贝、榧子，以葶苈煮枣制成药枣，服之而差。说明其方运用灵活，不单局限于虚损。同时，应重视古书中对药物的炮制。

（7）旁征博引，博采众书

阅读某书时，须同时阅读其他相关专论书籍。如阅读"虚损"方面书籍时，应同时阅读论专论虚损之书籍，如《理虚元鉴》等，结合古人与今人的治疗经验，客观分析，提出自己的见解，则领会更加深刻，方能得心应手。

3. 谈中医诊断

中医治病重在辨证，对诊断无统一的规范。如果加以归纳，中医诊断大体上是按阴阳、脏腑、气血、病因、病名、症状等而拟定的。为了了解其具体内容和含义，兹举其概要，结合现代医学观点，通过分析体会，用作参考。例如，以"阴阳"作为诊断，如阴虚、阳虚、脾阴虚、脾阳虚、肾阴虚、肾阳虚、气阴两虚、阴损及阳等；以"脏腑"作为诊断，如肝热、肺热、心悸怔忡等；以"气血"作诊断，如气虚、血虚、血痹、气机郁滞、血热妄行等。以"病因"作诊断，如风寒感冒、风热感冒、湿热下注、情志失调、饮食停滞等；以"病名"作诊断，如消渴、痉病、痄疾、痹证、肺痈、劳瘵、疟疾、痢疾等；以"症状"作诊断，如眩晕、咳嗽、呕吐、不寐等。根据归纳，除以脏腑、气血、病因作为诊断，一般可以理解，无须作讨论外，但对阴阳、病名、症状作诊断，则须分析其含义，便于掌握应用。

（1）以阴阳作诊断，如果不结合脏腑，未免过于原则，使人有空泛而不具体的感觉。但诊断为阴虚、阳虚者又属常见，故应如何正确理解，是应当讨论的问题。根据清代马元仪的看法，阳虚的要点有二，如"胃中之阳，后天所生者也；肾中之阳，先天所基者也。胃中之阳喜升浮，虚则反陷于下，再行敛降，则生气遏抑不伸"。所以，东垣治脾阳下陷，用"补中益气汤""升阳益胃汤"等，即是此义。"肾中之阳员凝降，劳则浮于上，若行升发，则生气消亡立至。"如仲景真武汤证、八味地黄丸证，即治肾阳虚之大法。诊为阴虚，重点有三："肺胃之阴，即津液也；心脾之阴，即血脉也；肝肾之阴，即真精也。津生于气，唯清润之品可以生之。"如吴鞠通之沙参麦冬汤、益胃汤等可选用；"精生于味，非黏腻之物不能填之"，如古方龟鹿二仙膏、吴氏专翕大生膏，即为此等证候而设；"血生于水谷，非调补中州不能化之"，如古方归脾汤、归芍六君汤等用之有效。有了基本概念作指导，才能对此类诊断的含义有所了解，正确进行治疗。不过，中医用阴阳作诊断，能与脏腑相结合，则比较具体。

（2）由于中医病名与症状无严格区分，因此在诊断上存在不少困难。例如，消渴既系病名，又指许多疾病过程中出现的症状。《金匮要略》所谈"男子消渴，小便反多，饮一斗小便一斗"，所指为病名。《外台秘要》引李祠部论消渴病云："消渴之小便至甜。"所以，消渴病即现代之糖尿病，似无异议。至于《伤寒论》"厥阴篇"乌梅丸证之消渴，太阳病五苓散证之消渴，则系指症状，不应混为一谈。又如痉病，《金匮要略》把痉病出现的一系列症状，如"身热足寒、颈项强急、恶寒、时头热面赤、独头动摇、卒口噤、背反张"等，均详加叙述。后世对疾病中出现颈项、口噤、背反张等，均谓之痉病。《温病条辨》谓"痉有寒热虚实"，并言"产妇亡血，病久致痉，风家误下，湿家误汗，疮家发汗"等，以及小儿九种痉，多系疾病过程中所呈现的症状。但《巢氏病源》提到的"金疮中风痉、产后中风痉、小儿痉诸候"，又类似"破伤风"，必须严格区分。又有中、西医病名一致，但诊断上要求不同。如疟疾，中医认为，脉弦，寒热往来，休作有时，汗出热解，一日或一二日发作，即可诊断疟疾。自有检验手段后，虽有以上症状，必须找到疟原虫，疟疾诊断方能成立。又如痢疾，中医以下利黏涩、里急后重、虚坐努责为诊断标准，现代医学必须再根据大便常规检查和培养结果予以诊断。至于疳疾，乃中医病名，具体分析之，实则包括消化不良、结核病、寄生虫病等许多疾病在内。再谈癫狂痫，亦是中医病名，其中除痫病有似现代之癫痫而外，癫则类似精神分裂症之抑郁型，狂则类似精神分裂症之狂躁型。由此可见，中医病名有时系指症状。有时古今病名虽同，必须通过检验支持，诊断方能成立。

（3）前人编纂医案，为了便于分类，有的将症状列为一门，因此使人认为症状即中医诊断，是不够全面的。由于症状乃疾病中外露的现象，同一症状，有因外来因素侵袭，有因脏腑功能失调以及跌仆虫兽所伤等差异，所以治法亦迥不相同。例如，"眩晕"是症状，但究其原因，肝阳亢盛、肝肾阴虚、风痰壅滞、跌仆损伤诸多因素均可引起。至于诱发咳嗽、呕吐、不寐的原因，更是多种多样，故名医验案有列举症状为一门，但具体病案则以分析引起症状的原因为重点，然后根据病人的实际情况拟定治疗方法。再者，症状乃人人所共见，如果不通过分析，从现象中找出发病的本质，则用症状作为诊断就无多大意义。另外，中医特点重在辨证，辨证不清则无法着手治疗，与西医重在诊断，诊断未定亦无法用药，各有侧重，也是应该明确的问题。

4. 诊脉及小儿指纹

（1）切脉经验

①脉搏与形体的关系

《素问·三部九候论》说："形盛脉细，少气不足以息者危；形瘦脉大，胸中多气者死；形气相得者生，参五不调者病。"说明脉搏的盛衰必须与身体的强弱相适应。如果体形充实，气息旺盛，而脉反细小；或体形消瘦，气息微弱，而脉反盛大，均属于病理现象，还可以认为是预后不良的表现。又曰："形肉已脱，九候虽调犹死。"更指出切脉与观察形体相互关系的重要性。《难经·二十一难》说："人形病脉不病曰生；脉病形不病曰死。"是说脉搏与形体出现矛盾时，如何正确掌握。

②脉证合参

虽然切脉在诊断上起着很大的作用，但不能孤立地去进行。就脉学专书《脉经》而言，也是脉证合并讨论，作者曰"色声证候，靡不该备"，"仲景明审，亦候形证"。可见，谈脉不结合证候是错误的。徐灵胎的《医学源流论》中说："病之名有万，而脉之象不过数十种，且一病而数十种之脉无不可见，何能诊脉而即知其何病，此皆推测偶中，以此欺人也。"此说批判单凭切脉、不给合证候者，更为有力。

脉象和证候，一般说来是一致的，但有时出现矛盾，医者就必须从现象中抓住本质，以确定脉证的从舍。要正确掌握这个问题，离开了脉证合参则无从判断。例如，迟脉为寒，当用温药，但阳明病，脉迟不恶寒，身体濈濈汗出，则为内实之象，宜用攻下；脉浮大为病在表，应该发汗，但浮大又见心下硬，有热，则属里证，宜用泻药，都是参合脉证而确定的。所以，脉与证不应分割开来。

③脉搏与气候的关系

《素问·脉要精微论》曰："四变之动，脉与之上下。"即是说四时气候的变动，脉象因之而有上下起伏。《素问·至真要大论》以"春弦、夏钩、秋毛、冬石"的脉搏来描述随着四时气候转变所表现的不同现象。如果没有太过与不及，均属于正常范围。这是说明机体活动与外界气候是息息相关的。由于机体要适应气候的转变，势必随着不同的气候予以调节。夏天气候炎热，体温外散，皮肤、肌肉松弛，血管扩张，脉搏就比较洪大，即所谓"钩脉"。冬天气候严寒，皮肤、肌肉紧张，血管收缩，要重按乃见，即所谓"石脉"。可见，诊脉时必须明确机体与外界环境的统一关系，从而分析有无太过与不及，庶不致误诊。如果夏天见沉脉，冬季见洪脉，脉象与气候相反，要特别注意。

④脉象的种类

关于脉象的分类，有从脉的深浅（浮、沉）来分的，有从快慢（迟、数）来分的，有从强弱（虚、实）来分的，有从通滞（滑、涩）来分的，有从盛衰（洪、微）来分的，有从弛张（紧、缓）来分的，有从节律（结、促）来分的。又有两种以上的脉象混合而成，如虚、散等。总的来说，脉象从形态表现者较多，所以"切脉动静"的主要精神是辨别脉搏起伏跳动的形态。

由于脉象的种类较多，王叔和《脉经》归纳为二十四脉；齐德之《外科精义》增加长、牢二脉为二十六种；李时珍《濒湖脉学》定为二十七脉；李士材《诊家正眼》又增疾脉为二十八种。为了便于识别，医家们经过若干次的整理归纳，找出其中几种主要脉象定为"脉纲"。同时按照各种脉象的特征，分别统辖在"脉纲"之下，这样就比较容易学习和分辨。关于脉纲的拟定，有以浮、沉、迟、数、滑、涩为六纲的，有以浮、沉、迟、数为四纲，加长、短、弦统二十七脉的；有以浮、沉、迟、数、细、大为六纲统二十五脉，再加长、短统二十七脉的。此外，又有所谓"怪脉"，以脉搏紊乱为特征，标志心脏已发生严重病变，是病情危重的证候。通常分为雀啄、屋漏等七种，但立方遣药必须结合症状来分析。

⑤胃、神、根

诊察胃、神、根，为辨识疾病轻重、推测预后的关键。胃指胃气，《素问·玉机真脏论》说："脉弱以滑，是有胃气，命曰易治。"始终篇说："邪气来也紧而疾，谷气来也和徐而和。"胃气是指脉来缓和均匀而言，如果缺乏柔和之气为胃气少，若毫无冲和之气为无胃气，系难治之证。

察神的方法，以中候求之，中候有力为有神，中候无力为无神。有神者易治，无神者多为病情危重之征。

凡脉来应指者为有根，而两尺为根中之根。《难经·十四难》说："上部无脉，下部有脉，虽困无能为害。"又说："人之有尺，譬如树之有根，枝叶虽枯槁，根本将自生，脉有根本，人有元气，故知不死。"足见脉的根蒂未坏，机体尚能发挥调节代偿的作用，病情虽重，可望转危为安。反之，根蒂已坏，生命必难维系长久。

总之，胃、神、根三者是有机联系的。正常人三者无亏，若一有改变，则为病脉。在实践中一般是常病多着重胃气，久病多着重脉根。至于中候无力，必须全面观察分析，方可作出判断。例如，芤脉即系中候无力，如骤然失血较多，此脉即可呈现；血不再出，芤象亦渐消退；如继续来血，芤象亦持续存在，病情轻重迥然不同。因此，仅据中候无力不可能得出正确的判断。

⑥两手分候脏腑法

章太炎《医论》说："且叩三部，血管一寸耳，寸之浮，关之平，尺之沉，以肌肉厚薄使然，以浮者候心肺，平者候肝脾，沉者候两肾及腹，其义若是矣。"即上部疾病候寸部，中部疾病候关部，下部疾病候尺部，在生理情况下，"男尺常虚，女尺常盛"。妇女在月经将潮的时候，尺脉旺盛更为显著，因为这时代谢增加，子宫充血，故表现于尺部。陈修园认为，"腑实"应下之症，尺脉均洪大有力，因此把大肠配在右尺，其实即是下病候下的道理。在临床上，如肺热重者右寸必较大，肾阳虚者尺脉必较弱，中脘阻滞者右关必弦，某脏有病，重点参考某部脉象，是可以帮助诊断的。至于以六腑分候于六部，实践中尚缺乏可靠依据。

⑦临证经验

脉无异常而症状明显，以辨证为主。徐灵胎的《医学源流论》说："脉之变迁无定，或卒中之邪，未通于经络，而脉一时未变者，或病轻而不见于脉者，或沉痼之邪，久与气血相并，一时难辨其轻重者。"例如轻度感冒，患者体质尚不太差，不一定脉搏要现浮象；慢性肝炎、肝硬化的病人，症状比较明显，但脉无异常，也是经常可以看到的，正如体检为阴性体征一样。关于这类疾病，应以辨证为主。

在某些情况下，辨清脉象可不分部位。《伤寒论》太阳病提纲："脉浮头项强痛而恶寒。"只提脉象，不提部位，但具体要看兼脉，如浮缓为"中风"，浮紧为"伤寒"。《金匮要略》曰："疟脉自弦，弦数者多热，弦迟者多寒，弦小紧者下之差……"这类疾病必须看兼脉才能明确诊断，确定治法，与感冒病脉浮或浮数为风热感冒，浮紧为风寒感冒的道理是一样的。有时不看兼脉也可明确诊断，如《伤寒论》曰："少阴病，脉微细，但欲寐。"少阴病为阳气衰惫时期，这时脉象可能次数不够而"迟"，也可能次数加快而"数"，但只要呈现倦怠嗜睡等衰竭症状，同时又见阳衰的脉象，对于次数多少可以不必拘泥。

分部位以明确诊断。《伤寒论》桂枝汤证，脉象是"阳浮而阴弱"（寸脉为阳，尺脉为阴）。结胸证，"寸脉浮，关脉沉"。脏结证，"寸脉浮，关脉小细沉紧"。这类病证，脉象在部位上是有差异的。关于结胸、脏结等病，包括心脏疾患在内，可能在节律上有不齐的现象，因此反应于部位也不一致。在临床上可作辨证参考，但不必按脏腑分配去看问题。

脉证顺逆的辨证。徐灵胎的《医学源流论》中说："脉与证分现之则吉凶两不可凭，合观之则某证忌某脉，某脉忌某证，吉凶乃可定矣。"大抵是脉与证相应为顺，相反为逆。有余之证，脉见洪、数、实，是脉证相应为顺，若反见沉、微、细等脉，是脉证相反为逆。不足之证，脉见沉、微、细，是脉证相应为顺，若反见洪、数、实等脉，是脉证相反为逆。但在具体问题上，又必须根据病机加以分析，例如吐血、衄血，脉见缓、芤、小、弱为顺，数、大、弦、牢为逆。因为吐血、衄血，一般为阳气亢盛引起，血去以后，脉象软弱，乃阳亢以平，仅血去正伤，尚未恢复之象，所以是病情好转。如果反见数大有力则亢盛之阳不因血去而衰减，有继续出血的可能，所以是一种逆象。又如腹满泄泻，泻后脉象以弱小为顺，数大为逆，因为腹满泄泻，一般是病邪在内之里证，既泻以后，脉象弱小，乃邪随泻减，为症趋好转。如果反见数大是病邪没有因泻而减退，所以是一种逆象。总之，掌握脉证的顺逆来分析疾病的趋势和转归，是十分重要的，但又要根据具体病情来判断，如噎膈病人六脉平和，往往骤然转变，难于挽救；又如大出血病人，面色苍白，气息微弱，危象毕露，若脉象有根有胃，预后还是较好的。

注意问题。《褚氏遗书》谓："体修长者脉疏，形侏儒者脉蹙。肥人如沉，而正沉者愈沉；瘦人如浮，而正浮者愈浮。"这是说体高者脉长，诊脉时下指宜疏，体矮者脉短，诊脉时下指宜靠紧。体肥者血管隐藏较深，有似沉脉，而真正的沉脉，较一般的沉脉要沉些。体瘦者血管在浅表，有似浮脉，而真正的浮脉，较一般的浮脉要浮些。

⑧现代诊脉应用

《难经》提出的独取寸口法，对于重危病人，则应参考足部动脉，大体上男子着重于"跌阳""太溪"，女子着重于"太冲"，对于判断疾病的转归有很大的意义。

（2）小儿指纹

①观察指纹的机理

对静脉的颜色、血液流通情况、血管充盈度等，为观察指纹的基础。因血液颜色与血红蛋白有关，故贫血儿童，机体处于衰弱状态，或营养不良，皮下脂肪明显消失，指纹可出现淡或红而乏泽；血液浓缩时，可出现深紫的变化；血氧饱和度降低，先天性或中毒性高铁血红蛋白时，指纹可见较浓现象。此外，对观察心脏机能情况亦有实用价值。充血性心力衰竭时，由于心脏的收缩力不足，或周围静脉充盈不足，则血液瘀积，血氧减低，指纹可呈现沉滞。在受血管的舒张或收缩影响时，指纹亦可发生相应的变化。

②风、气、命三关与病情轻重的关系。

指纹是虎口迄于食指一段静脉，由指骨衬垫，血管隐藏有浅深，除个别因生理差异指纹直达命关外，正常儿童一般只限于风关。在病理情况下以及体虚儿童，特别是危重患儿，大多数指纹均有不同程度的延伸；而当指纹退缩时，则标志着营养改善，病情减轻。可见，观察"三关"指纹，对分析病情的轻重与增减有一定的参考依据。

③诊疗经验

指纹"沉浮分表里，红紫辨寒热，淡滞定虚实，三关测轻重"，有一定的诊断参考价值。年龄越小，指纹变化越灵敏，易观察，性别差异不明显，男左女右无科学依据。皮肤厚薄、粗糙、细嫩、气候寒冷或炎热均可影响观察。正常皮肤衬以静脉颜色，指纹多为紫红色。健康儿童指纹深滞色紫，属于体质健康的表现。若浮淡红，则为体质虚弱或有病之征象。指纹的颜色，常见者为红、紫、青三色。呈现青色，多系危重之证，多为体液平衡失调，影响血液循环，血管充盈度下降的缘故。至于纹形主病，特别是分得过杂者，缺乏理论依据，用于临床亦未发现有实际意义。若病情较轻，影响全身机能不大，则指纹不一定有所改变。例如，感冒症状明显而指纹不浮者颇为常见。内在、外在各种因素的影响，亦可导致指纹的变化。因此，诊察指纹必须结合患儿的全身情况，运用四诊八纲全面进行辨证，才能作出正确的诊断。

5. 温法和补法的应用

（1）温法与补法的区别

温法与补法在临床应用时，根据病人的具体情况，有时可以二法合用，有时只单用一法者，则必须严格区分。

温法包括祛寒、回阳、温养等内容，《素问·至真要大论》说"寒者热之"，即是以温热药治疗寒证的理论依据。《伤寒论》277 条："自利不渴者属太阴，以其脏有寒也，当温之，宜四逆辈。"又指出温法在临床中的应用。至于"劳者温之"，此"温"字作为温养来看待，即是对于某些慢性衰弱疾病，必须使用温养的方法调养和治疗，与温热药祛寒回阳不同。

　　补法是治疗体质虚羸及因疾病或其他原因所致的伤耗，出现衰弱象征的法则。由于补法是补其不足，所以这类方药都具有增添、充实、滋养的作用。人们在日常生活中，通过体力或脑力劳动的消耗，摄取谷肉果菜的营养成分，以维持机体的需要，也属于补法的范畴。如果虚弱程度非一般饮食营养所能解决，则要使用药物来调治。

　　由于温补两法合用的时候较多，徐之才以人参、当归之属，补而兼温为补剂的代表药物，所以通常温补并称。这里列举以前治疗的一个病案，因为没有掌握好病情的变化，在温法和补法具体运用上走了许多弯路。为了总结经验和吸取教训，特作如下分析：

　　孙某，男，50余岁。下元亏损，患喘病十余年，平时腰腿酸软无力，行动则上气喘促。按脾肾阳虚引起痰饮论治。经常用术、附、姜、桂、参、芪、杜仲、补骨脂、菟丝子、核桃肉等温补脾肾，效果颇好。某年冬天，偶感风寒，喘病发作，咳喘气逆，吐出白色泡沫痰涎甚多，难于平卧。由于病人体质衰弱，采用扶正祛邪之法，于平时常服方中加入少量苏梗、防风以散风寒，桂枝、生姜以和营卫，无效。另延一医，主张先治新感，处方为二陈汤加苏叶、防风，服后汗出如洗，病仍不解。又延陆某诊视，陆认为是阳虚，用大剂温热之药为治。以附片、白术、茯苓、法半夏、砂仁、干姜、肉桂等药加减，情况逐渐减轻，续服此种方药两月余。某日突然病情转重，病人仰卧于床，面色暗滞，四肢痿软瘫痪，躯体不能转侧，舌质胖大，苔白润不渴，脉大而缓，一息不足四至，按之无力，而无舌强言謇之象。断为脾肾两虚，阳气不能达于四末，当补气温阳，兼固下元，先用西洋参、高丽参各25g，浓煎与服，另用星附六君煎加黄附片、杜仲、补骨脂、菟丝子温补同进。服一剂，手足可抬动，三剂后能下床行走，以后去南星片、白附子，加黄芪、巴戟天、枸杞子、熟地黄等调理渐愈。

　　从这个病案的治疗经过，明显看出是没有掌握温补两法运用的实际例子。孙某之病，因下元亏损，伤其精血，虽属阳衰，而阴分亦早有亏耗，致肾虚水泛为痰，在平时温补合用，是适合病情的，至于感受风寒导致痰饮复发，则宜用温而不宜用补。因为补药味胜于气，汁多味浓，壅中滞膈，阻碍运化，少加疏风散寒之药，虽可开肺透表，但不能温化痰饮，故不生效。同时外寒引起痰饮，痰饮是本，外寒是标，不治其本，只用解表祛痰之药，所以汗出如洗而病不解。张仲景《金匮要略》提出治痰饮"以温药和之"，已指出痰饮之生，与阳气不化有关。治疗痰饮应以此为施治准则。陆某不用补药，单纯使用温法以温阳，阳气旺盛，痰饮自化，而病得减轻，也是合乎病情的。但温热方药只能振奋机体衰惫的功能，而不能补助已经耗伤的精血，所以服之既久，资源匮乏，机体缺乏营养，从而突然发生四肢痿软瘫痪之象。由于没有口眼㖞斜、语言謇涩等症，故不按"中风"治疗，而用大剂温补得效。据此，说明此病在平时应当温补两法合用，痰饮急发，则温阳方中不应加入补药以相牵制。但对精血亏损的病人，温热方药虽可暂用获效，久服亦不相宜，可见同一疾病，虽然辨证清楚，治法确定，但随着病情变化，具体掌握运用至关重要。通过这个病案的治疗和观察，获得了运用温法和补法的经验与教训，故加以总结。

查陈锺灵《医学心悟·医门八法》温法与补法各立专项，不仅对温法与补法的分用、合用有所区分，还将温法中温热、温养的界划加以论述，文字简明清晰，易于理解，应该深入学习和探讨。

（2）补方配伍，常配化气之品

中医剂型是多种多样的，但一般均以煎剂为主。由于给药途径为口服，必须通过机体的消化、吸收、分布和利用，方才发挥作用，因此方药的组合首先要考虑病人的胃气强弱，即脾胃的健运功能情况。由于补方汁浓味厚，对脾胃素弱，或病后中州之气尚未恢复之际，往往配伍化气的药物，促进消化和吸收，使机体对补药的有效成分得到充分利用。如尤在泾《医学读书记》中说："阳虚者气每多陷而不举，故补中益气汤用参、芪、术、草，甘温益气，而以升、柴之辛平助以上升；阴虚者气每上而不下，故六味地黄丸多用熟地、萸肉、山药味厚体重者补阴益精，而以泽泻、茯苓之淡助之下气。气陷者多滞，陈皮之辛所以和滞气；气浮者多热，牡丹之寒，所以清浮热。然六味之有苓泽，犹补中之有升柴也；补中之有陈皮，犹六味之有丹皮也。其参、芪、归、术、甘草，犹地黄、萸肉、山药也。法虽不同，而理可通也。"所举虽只两方，已涉及升降浮沉问题及开阖问题，也就是化气问题，分析亦颇具体。但从制方总的意义看，柴胡、陈皮、丹皮、泽泻与参、芪、归、术及熟地、萸肉、山药同用，主要是鼓舞胃气，增强健运，避免补药呆滞，影响吸收，也就是补方中用化气药物的意义。但津液大伤，或精血过度亏损，法当滋养峻补者，此时如救涸鲋，应积极组合滋养、充填的方剂以塞其漏卮，又不宜强调化气，加入行气通阳之药在内，有损应有的作用。如"斑龙丸""龟鹿二仙膏"等，即纯用补药组合。与吴鞠通自制之"专翕膏"均是此义。吴氏谓："暴虚易复者用定风珠、复脉汤，久虚难复者用专翕膏。"可见，治疗慢性衰弱疾病，须用补方缓缓理调方可生效者，又不必强调化气，但对剂型应适当选择。至于六淫为病、气血郁滞致疾等，前人根据各种不同的情况，按照制方法度组合与疾病相适应的方剂尚多，应广泛阅读，深入分析。

6. 痰厥急救法

痰厥、中恶及癫痫，均发病突然，昏不知人。引起痰厥的原因，多系情绪紧张，突受外来刺激，影响气血通畅，而致暂时性昏厥。中恶则系感受秽浊之气，或食物中毒所诱发。癫痫多与先天有关。关于鉴别，痰厥不同于中恶者，既无呕泻，又无谵妄；不同于癫痫者，发时无摇头羊鸣，醒时无口吐涎沫等症。厥势方张时，水药难进，以用针刺为妙。如果卒然发厥，仓促间无法用针，可采用手掐穴位，亦可收到很好的效果。顾晓澜的《吴门治验案》曾言："余少时有秘传拿法，试之无不应者。向在虎邱观会，有少妇抱幼子杂人丛中，其子一啼而厥，余时至，友人命余视之，余以手掐其手背，随手而醒，即令其抱去将息，无不以为奇者。近寓中对门稠铺，有一老者年过六旬，卒然厥去求救，余急往观之，亦以此法立即苏醒，随与万愈中和饮一服，次早即来寓中相谢，亦快事也。此穴在食指中指之间，横筋上软出名威灵穴，为周身气血所注之地，将两手大指甲用力掐之，其应如响。"此外，掐人中也是急救之一法。20世纪50年代初，笔者在永安街任居民委员，某夜11时，言居委会友人突然患病，邀请前去看视。见一四十余岁的妇女，扶坐于椅上，牙关紧闭，昏不知人。据在场者言："今晚开民主生活会，友人对她提了一些意见，突然发生此现象。"患者气色、脉息均无异常，乃按痰厥处理。用两大指甲掐人中穴约一分钟，病人大声呻吟，旋即苏醒，嘱送其回家休息，以后未用任何药物即愈。

7.《肘后备急方》学习体会

（1）崇高医德

《肘后备急方》的作者曾言："盖一方一论已试而录之，非徒采其简易而已。"同时叙述详明而不空谈理论，反对使用价值昂贵及偏僻难得之药，以适应广大劳动人民的需要。如说："周、甘、阮、唐诸家，各作备急，既不能穷诸病状，兼多珍贵之品，岂贫家野居所能立办。"反映了作者的思想品德和作风。我们不仅要学习他在业务上的卓越成就，更要学习他的崇高医德和医风。

（2）反对厚古薄今

厚古薄今的陋习，许多医界名家也在所难免。作者对此深为不满，如说："世俗苦于贵远贱近，是古非今，恐此方无皇帝、仓公、和鹊、俞跗之曰，不能采用，安能强乎。"这种不同流俗的见解和实事求是的精神是值得赞扬的。

（3）应用实际

本书内容丰富，除以上提到的临床用之有效者外，对于槟榔治寸白虫、海藻治瘿瘤病等，直到现在仍有实用价值。此外，尚有曾经应用有效，需要继续使用观察并加以总结者。如清代沈沃之著《妇翁陈先生治疾记》（见《冷庐医话》）称："徐氏子，年二十余，四肢不举，昏昏欲寐，食后益甚，莫识其病。先生曰：是见《肘后方》，名曰'谷疸'，由于饱食即卧而得。以川椒、干姜、焙麦芽为丸，服之遂瘳。"此方见于本书第四卷"治脾胃虚弱，不能饮食方第三十四"之内。据此，继续发掘、整理并丰富中医学的内容，是医务工作者应尽的责任。

8. 医者意也

"医者意也"，散见于许多文献，虽辞句有所出入，所指不同，但内容是有针对性的，如果割裂上下文，只取这句话，往往认为中医治病凭主观想象推测，那是对文义的误解。为了使读者不致误解原意，兹列举前人有关论述，作一些分析探讨：

（1）《子华子》曰："医者理也，理者意也。"治病要依据理论，运用理论，则须通过周密思考（谈思考）。

（2）汉代郭玉云："医之为言意也。腠理至微，随气用巧。针石之道，毫发必乖，神存乎心手之际，可得解而不可得言也。"人体腠理细微，使用针石，稍有出入，容易发生差误，必须精神贯注，心手相应，着重心领神会，用语言难于叙述清楚（谈针石）。

（3）许胤宗云："医者意也，思虑精则得之，脉之候，幽而难明，吾意所解，口莫能言也。"又说："脉之妙处，不可以言传，虚著方书，终无人能悟。"诊查脉象是精深的，必须深思熟虑，方能掌握神妙之处，不可能用语言描述清晰。因此，不主张著书谈脉（谈脉）。

（4）明代商辂云："医者意也，如对敌之将，操舟之工，贵乎临时制宜，方固难于尽用，然非方则古人之心得弗传，茫若望洋，渺若捕风，必率意而失之矣。方果可以不用乎？虽然方固良矣，而必熟之《素问》以求其本；熟之《本草》以究其用；熟之诊视以察其证；熟之治疗以通其变。始于用方，终致无俟乎方，然后医道成矣。"戴良《九灵山房集·丹溪翁传》谓："（丹溪）遇病施治，不胶于古方，而所疗皆中，然于诸方论，则靡所不通，他人靳靳守古，翁则操纵取舍，而卒与古合。"说明学方与用方两者的相互关系（谈用方）。

（5）《婺书·宋聘君传》曰："丹溪学成而归，每治疾往往以意为之，巧发奇中，按之书，无有也，诸医皆惊，已而讪且排之，卒乃大服。"这段文字，关键在"学成而归"句，说明学有坚实的基础，每遇到疑难之病，才能收到"巧发奇中"的效果（谈学用）。

综上所述，不难看出前人所提"医者意也"及类似辞句，其中有医理、针石、诊脉、方剂及临床应用等不同内容，中心意思是学习中医学，除潜心攻读、广泛博览外，在师长的耳提面命和言传身教的过程中，须随时注意领会其精微及精神。《论语·为政》指出："学而不思则罔，思而不学则殆。"说明学习与思考的相互关系。只凭空想象，固然不可能有正确的收获；如果学习努力，对书中奥义和师长的教诲，不切磋琢磨，反复推敲，只知人云亦云，亦步亦趋，知其然而不究其所以然，所学理论不可能具体掌握和灵活应用。可见，"医者意也"是强调运用思维的重要性。

9. 治病求因

（1）医家四诊，其三操之于医，问则得之患者或其亲属之口，以病人自述情况据以为断，按常理是完全正确的，但有时则大谬不然。余戚家一妇，年二十余岁，患病延诊，其母云："患者平时月经正常，素无疾病，突患血崩已三日，人已不能支持。"继而患者自述："卒患此病，下血甚多，兼有血块，小腹有时阵痛，痛则拒按，不痛则喜按。精神疲乏，五心烦热。"诊得两脉动数乏力，舌质略淡，苔薄黄，面色憔悴，食少眠差。初疑小产，病人坚言不是。乃断为气血不调，血热妄行，伤及气阴，用益气养阴、清热及调理气机之剂为治。服药三日无效，病渐沉重。正筹思冥想之际，适患者之大外出归家，阴告其故，方悉怀孕四月，不知用何草药将胎堕下所致。遂用大剂芎归汤加桃仁、益母草、赤芍、丹皮、藕节、黑豆等药以治之，日有起色。后以参、芪、归、芎、酸枣仁、杜仲等继续调理月余，服药二十余剂始愈。

（2）由于生活、饮食均与疾病有关，必须结合考虑，方可生效。1961年在河南郑州协助工作时，治一姓李病人，即是由饮食所影响。患者男性，年四十余岁，原有牙痛旧疾，时减时发，已拔牙数枚，拔去后疼痛暂时缓解，不久另一新牙又开始疼痛，痛时牵引头面、耳心等处，经常因牙痛彻夜不眠，次日即头昏眼花，精神疲乏。来诊时，两脉弦数有力，舌质微赤，苔黄，大便通畅，小便短黄。认为心胃郁热，营阴受伤。用薄荷、菊花、赤芍、栀子、黄连、麦冬、生地黄、丹皮、石膏、地骨皮、淡竹、木通、甘草等清营凉胃兼养阴液。服后牙痛基本消失。隔数日复发，再三询问，均未找出复发原因。偶忆前日伙食团煮有红枣供应，可能与食枣有关。经了解，确系牙痛发生于食枣之后。按《本草纲目》谓："红枣甘温补脾，但助湿热，啖枣多令人齿黄生蠹。"因此有"齿痛不宜啖之"之戒。因郑州产枣，当地人经常食之，医院照顾病人，每人每月又配有红枣两斤。可以看出，李某牙痛时常发作，乃食枣所致。嘱其仍服原方，以后不要食枣，牙痛遂止，后未再发。

（3）又有一些疾病，未找出致病原因时，慎勿孟浪给药。①同学唐某治一病孩，年九岁，午饭后行动如常，傍晚遂酣睡，呼之不应，摇之不醒。经诊查一切正常，其母言饭后既未外出，又未吃其他饮食，嘱再检查家中有无其他食物或药品，为其所食。结果发现其父匣内之安眠药缺少两片，始知系窃食镇静药而病。所幸服量尚少，又未发现不良现象，谓其母注意观察，不给任何药物，次晨完全恢复正常。② 20 世纪 50 年代初，某小儿约六岁，端午节饭后病喉痛，曾经中医治疗，因见咽部有白膜，用养阴清肺汤加减，服二日无效。某医院给服磺胺药，并注射白喉血清仍无效。后请徐某诊治，见病孩行动如常，六脉平和，既无寒热，又不胀满，每日可进半流质饮食，唯呼咽痛；查其咽部，口吻翕张时，见扁桃体下有白膜，似尚微动。因思此孩端午节午饭前尚如平人，恐系食蛋膜嵌入。询之，其母云："端午节曾食盐蛋。"再详视之，确为蛋膜，嘱到医院五官科钳去遂愈。

此病与《名医类案》所载"曾世荣治生活船中王氏子，头痛额赤，诸治不效，动则大哭，细审知为船篷小蔑刺入囟上皮内，镊去即愈"颇为相似。又如，《世说新语》亦载有："嘉禾有陈姓业医者，治小儿啼哭不止，命煎甘草为儿洗浴，浴毕病若失……问何术之神？陈曰：木香棚下晒有儿衣，木香多刺毛虫，衣晒其下，刺毛虫或遗溺，或落刺毛于衣，故痛。"此系同一情况。是否为刺毛虫落刺于衣？或儿衣为花粉污染而引起过敏？姑且不论，但能从客观上探寻致病之因，还是具有实用价值的。关于此类病案，只要把原因弄清，解决起来非常容易，在未找出原因之前，则难于着手。所以，详细了解病情和体察患者的生活情况，探寻致病原因，对临床医生来讲，是十分重要的。

10. 谈医德医风

医德医风涉及面广，从许多方面都可以表现出来，所以古人收学生有非其人勿传之戒，是恐学有所成，不能树立救死扶伤的医德医风而言。除不学无术品质低劣者外，以前载于医籍、学识丰富的医家，其中亦有不无微疵可议。清初三大家之一喻嘉言在《寓意草》中记录治大司马王岵翁脉乱神昏，气入必哕，用旋覆代赭汤治疗好转。案中有"见昌进药，即鼓勇欣尝，抑何见之深耶？而昌亦得籍汤药以行菽水之奉，快矣，快矣"之语。查病人为当时权贵，与喻氏不过是医生与病人的关系，虽其人年纪颇高，应当尊崇，但尊之过当，对喻氏的清德医风，不无影响。又沈璠的《沈氏医案》载汪姓青年患梦遗，马元仪以补肾涩精药及参、芪、鹿茸、河车等治之不效。沈认为补药太过，壅塞肠胃，用二陈汤加莱菔子、山栀、枳壳、香附、厚朴、玄明粉、滚痰丸等服之得愈，病家酬以千金，并言："马元仪谓是渠调治而安，欺妄无耻，即此一案，可知其无不说谎，无一可信，而犹谬自著述，附会他人之书尾，真鬼蜮也。"按：沈、马二公均系清初江苏名医，案中记载酬金多寡，已无必要，而诋毁同道太甚，出自年已七十有八沈璠的手笔，有损长者风格，是值得深思的。偶忆《夷坚志·甲》所记王李二医轶事，其概略是：崇仁县富民病，邀李医治之，约以钱五百万为谢，李治旬日不少差，乃荐王医往治。王曰："兄犹不能治，吾技出兄下远甚，今往无益。"李曰："不然，吾诊其脉甚精，处药甚当，吾所用药悉与君，以此治之必愈。"王既往，尽用李药，微易汤，阅三日有瘳，富家如约谢遣之。王归盛具享李生，曰："崇仁之役，某略无功，皆兄之教，谢钱不敢独擅，今进其半为兄寿。"李力辞，曰："君治疾而吾受谢，必不可。"王不能强，他日以饷遗为名，致物几千缗，李始受之。此二君在业务上相互谦逊，而又诚恳交流。在经济上严于取予，高尚风格，实堪取法。

三、常用独特方剂及药物

（一）方剂

1. 养肝息风汤

由于杨老经常接触知识界的脑力劳动者，多用脑过度，睡眠不足，从而阴液受伤，出现头昏、失眠等肝阴不足的症状，所以常将自拟养肝息风汤用于临床，效果颇好。此方载于《中国中医药报》1992 年 315 期第 3 版。

组成：菊花 15g，钩藤 15g，制首乌 15g，潼蒺藜 15g，女贞子 15g，旱莲草 15g，丹参 15g，怀牛膝 10g，白芍 15g，炙甘草 6g。

功用：养肝、育阴、息风。

主治：头昏头胀，眩晕，难寐，下肢乏力，脉弦。

方解：菊花、钩藤的性味均甘苦微寒，能养肝明目，治头昏目眩，为平肝息风常用之品，故用菊花为主药，配伍钩藤以增强药力。由于肝风之动，皆缘肝肾阴伤，又以制首乌、潼蒺藜、女贞子、旱莲草等培补肝肾，以补中有清的药物治其根源，为方中的辅助药。首乌味甘苦，可滋补肝肾，收敛精气，养血祛风，制用可避免润滑大便。潼蒺藜产于潼关，又产于陕西旧同州境，亦称同蒺藜，亦具补肝肾、明目益精之功，虽性味甘温，实为平补之品。女贞子、旱莲草二味均甘平微寒，能益肝补肾，兼清阴伤所致之内热，加入辅助药中，系治病求本的意义。丹参功兼四物，行血长于补血，与补药同用，起到有行不伤正、补不凝滞、治风先治血的作用。牛膝产淮河流域者，长大肥厚，较川产者良，主要引导冲逆之热下行，与平肝养血敛阴、性味苦酸微寒之白芍同用，可增强抑制肝阳上亢之药效，为方中之佐使药。甘草甘平，不仅可调和诸药，发挥众长，同时又能补中，并寓有治肝实脾的作用。根据方义，所以用本方治肝阴不足、肝阳上亢引起的证候，得以奏效。

杨老按： 引起头昏目眩的原因颇多，但以肝肾阴亏、内风上扰（包括高血压、神经衰弱）较为常见。中医学通过长时间的观察和探索，对本病的病因病机与施治准则积累了丰富的理论知识和诊治经验。在《素问·至真要大论》中"诸风掉眩皆属于肝"的理论指导下，治疗本病从养肝息风着手是符合经旨的。关于治法，据清代名家提出的泄木安胃、镇阳息风、辛甘化风、养血柔肝等种种见解有实用和参考价值，通过学习，结合心得体会，又经分析归纳，从而确定"养肝息风"为本病的治法与方名。由于本病乃慢性疾患，须多服方才生效，因此选用性味平和、不过寒过燥的药物相组成，以免发生偏颇，所以临床应用疗效颇著。又由于用脑太过、夜眠过晚、情绪紧张、精神刺激等因素，使大脑皮质过度疲劳，均易导致本病的发生。所以在服药过程中，必须保持身心安定，遇事乐观，适当参加轻度体育活动，如气功、太极拳等。做到起居有时，饮食有节。对肥甘、烟酒及辛燥动火之品，如海椒、胡椒、姜、油煎食品等，均应严格控制，密切配合治疗，自能提高治疗效果。

2. 健胃糕、健胃糖浆

（1）健胃糕

处方：北沙参 62g，怀山药 62g，薏苡仁 31g，炒鸡内金 31g，谷芽 62g，麦芽 62g，芝麻 15g（若缺鸡内金，用鸭内金代，但分量应增加 1/3）。

适应证：小儿体弱、厌食、消瘦。成年人脾胃功能减弱及慢性胃炎。

制法：上药共研为极细末，加蜂蜜（炼）10g 制成糕块，每块重 15g。1～3 岁儿童，每日两次，每次半块；3～6 岁儿童，每日 3 次，每次半块；6～10 岁儿童，每日两次，每次一块；成人每日 3 次，每次一块。

服法：可用鲜开水调成糊状服或冲服。

用药时间：3 个月为 1 个疗程。

注意事项：制药过程中应尽量少加糖，以免影响疗效。服药期间注意预防感冒，有的小儿服药后胃纳增加，家长应适当控制饮食，以免伤食生病。

（2）健胃糖浆

适应证：慢性胃炎，胃酸缺乏。

成分：炒山楂 9g，炒乌梅 9g，白芍 9g，红糖适量，加防腐剂制成糖浆，每瓶 100ml，每日 3 次，每次 10ml，与健胃糕同时服。

3. 肾虚腰痛药酒

主治：肾虚腰痛。

处方：枸杞子 250g，杜仲 250g，秦归头 200g，潼蒺藜 250g，红枣数枚。

制法：泡白酒 5 斤。密封泡制 1 个月。

用法：分次少量服用，或外搽腰部。

（二）药物

1. 五味子

五味子性味酸温，归肺、心、肾经。功能敛肺滋肾，生津敛汗，涩精止泻，宁心安神。用于久嗽虚喘，梦遗滑精，遗尿尿频，久泻不止，津伤口渴，自汗盗汗，心悸失眠等。

杨老认为五味子的作用，关键在其剂量的轻重：

①配伍于治疗外因疾病方中，分量宜轻，如《伤寒论》小青龙汤原方五味子为半升，查《中医治法与方剂》（成都中医学院编）本方五味子 6g，《伤寒论普及教材》（湖北中医学院编）五味子为 9g；配伍于治疗内伤疾病之中，分量则较重。如《局方》人参养营汤中五味子用 37.5g，其余大部分药物为 50g。据此，以 10 ~ 15g 为常用量，是合乎一般用药规律的。

②单用本品一味以补虚羸，分量更应加重。《本草纲目》引刘松石《保寿堂方》治肾虚遗精，用"北五味子一斤洗净，水浸挼去核，再以水洗核，取尽余味，通置砂锅之中，布滤过，入好冬蜜二斤，炭火慢熬成膏，瓶收五日除火性，每空服一二茶匙，百滚汤下"。近来用五味子一味制成糖浆治疗慢性衰弱疾患，是有依据的。又采用蜜丸或膏剂，服用方便，取缓缓调理之意。

2. 甘草

甘草能调和众药而解诸毒，有国老之称，如国之元老调和鼎鼐，使举国上下各尽所能，各安其位。同时，甘草本身之功常被掩盖。甘草汤、炙甘草汤、甘草泻心汤、甘草干姜汤等亦用甘草为主药，故"未曾独将"之说，亦非确论。

①仲景方中用甘草的意义

甘草药性和平，用途广泛，仲景方中应用颇多。王好右曾加以归纳分析说："附子理中汤中用甘草，恐其僭也；调胃承气汤用甘草恐其速下也，皆缓之之意；建中汤用甘草，以补中而缓脾急也；小柴胡汤有柴胡、黄芩之寒，人参、半夏之温，而用甘草者，有调和之意。"指出仲景方中用甘草之大要和意义。但对体有湿热的患者，则甘草又在禁例。仲景言"酒客不喜甘"，因为嗜酒之人，内伏湿热宜于清化，甘草味甘实脾，有碍气机调畅宣透，致湿热蕴结难解，故应禁用。后世治湿温忌用甘草即属此理。

②中满忌甘草的探讨

由于脾恶湿喜燥，湿热蕴郁往往影响脾之健运而致中脘痞满，当然不能使用甘草一类味甘实脾之药以增其满。至于因脾虚健运失职，气机阻滞所致之满，则甘草又为必用之品。谢映庐的《心得集》与门人讨论危廷阶误下呕泻，胸前板实，用甘草的意义颇为详明。兹摘录如次："问：甘草补阴止利，先贤开导来学。但此证胸前板实，生姜散满，故其宜也，师用甘草，不虑其资满乎？答：甘草味甘补土，土健而满自除也，况施于火性急迫，阴气不守之症耶？又言：不识取舍之妙，不察资满泻满之意，不可能正确掌握甘草之用途。问：土健而满自除，凡满证俱不必忌乎？答：非也！阴气内盛之满，法所必忌，阴气下亡之满，法所必施。"

甘草忌用于中满属实者，不应对中虚而致之满均列为禁例。不过临床辨证，虚实相兼者亦多，要分清主次，灵活掌握。

③甘草的一般应用

谢氏分析此病案又提到："试观发表药中，如桂枝、麻黄、大小青龙等辈，必用甘草者欲其载邪外达，不使陷入阴分也；若邪入里，必无复用甘草之理，如五苓、陷胸、十枣诸方，俱不用也。至桃核承气两方，以邪兼太阳，尚属用之，若阴血大伤，竟重用甘草以复脉。"又言："发表药中之甘草，必不可少，攻利药中之甘草，有断不可用者。"

④杨老经验

发表药之甘草必不可少，这是组方的原则。风寒在表之麻黄，桂枝、大小青龙等辈必用甘草，而治风热感冒及上焦温病之银翘、桑菊、白虎诸方同样必用甘草。因为不论是治疗风寒还是风热外袭的方药，常有发汗作用，用甘草调和众药，缓其药性，以免汗出太多，伤其正气。由于甘草生用性平，蜜炙偏温，所以治风热在表用生，治风寒在表用炙。但对暑湿郁闭，虽应发汗，则不宜使用。如《局方》香薷饮治夏季感受暑湿，气闭无汗，有发汗解表祛湿的作用，不用甘草，是避免恋湿之弊，与暑热炽盛应用清热救焚之白虎汤，用甘草以维护中焦，不使寒凉伤中的意义，迥不相同。

里实证不用甘草。应及时攻逐推荡，迅速达到邪去正安，不用甘草相牵制。谢氏列举五苓、陷胸、十枣诸方不用甘草为佐证，是指里实之证而言。如系里虚或虚实相兼之证，仲景方中如四逆汤回阳救逆，桂枝附子汤温经和营，厚朴半夏生姜人参汤温脾行滞等皆用甘草。方书中温补之方（如四君、归脾、补中益气等方）与清养之方（沙参麦冬汤）均用之，只是温补之方用炙，清养之方用生之不同而已。

单味甘草的运用。仲景甘草汤中只有一味甘草，后世用于实际病案中亦不多见。杨老20世纪50年代在成都市第一人民医院参加中医药治疗传染性急性黄疸型肝炎科研，有两例患者经治疗后临床症状及体征一切正常，唯肝功能迟迟未能恢复，根据《难经》"损其肝者缓其中"的经旨，用甘草15g加大枣3枚煎汤，分3次服，每日1剂，1周后复查，肝功能正常，认为甘草有促进肝功能恢复的作用。

⑤解毒要药

甘草解毒有殊功，医家乐于使用。孙思邈的《备急千金要方》谓："甘草解毒如汤沃雪。有中巴豆毒，甘草入腹即定，验如反掌。"又言："大豆汁解百药毒，予每试之不效，加入甘草为甘豆汤，其效乃奇也。"近世所用"银甘三豆汤"，由金银花、甘草、绿豆、扁豆、黄豆所组成，即本于此。又治痈疽疮疡的验方，如陈自明的《外科精要》，以甘草为末，热酒服一钱，治痈疽发热。王肯堂的《证治准绳》中，"国老膏"治痈疽丹石毒。王孟英的《四科简效方》中，以甘草一两微炙，水浸经宿，以物搅令沫出，吹沫服之，治发背等，系用于内服。尚有用于外治者，如瞿元亮的《海上集验方》，用甘草生捣为末，大麦面加酥少许，下沸水溲为饼状，大于疮一分，热敷，治发背痈疽。甄立言的《古今录验方》，用甘草煎汤，日洗三五度，治阴下湿痒等。

3. 花斑竹

花斑竹，即苦杖，性味苦寒，归心、肝二经，能破瘀血癥结，清热排脓，祛湿利小便，镇痛。因其既能清热除湿，又能调畅气血，对于气滞血瘀、湿热内郁所致之各种病证皆有很好的疗效。因其通利太甚，忌用于孕妇及虚寒衰弱者。不良反应有头痛恶心、腹痛腹泻及血尿等。

用于治疗肝炎属湿热者，有无黄疸兼能奏效。单用或复方使用均可：①使用越早效果越好。即使病程半年以上，肝脏变硬者亦有效。②青壮年病情单纯者效果明显。③夹杂病较多、老年人、体弱者慎用。日用量不超过30g，始用小剂量，无反应再加量。④小便过多或失禁、孕妇及月经量多者忌用。

复方：花斑竹 12g，金钱草 31g，满天星 15g，苦荞头 15g，六谷根 4.5g，夏枯草 7.5g，苟草根 7.5g，水皂角 4.5g，萝卜头 4.5g，舒筋草 7.5g。水煎服，加白糖 15g 兑服，一日一剂。此方具有利小便、消肿胀、清热祛湿及补中健脾的作用。

症状基本消化后，最好使用益脾养肝的方药调理。益脾用四君子汤加怀山药、莲米、扁豆、薏苡仁等，养肝用一贯煎合二至丸加白芍、潼蒺藜等。

4. 升麻

升麻辛、甘，微寒，归肺、脾、胃、大肠经，能发表透疹，清热解毒，升举阳气。常用于风热头痛、麻疹不透、齿痛口疮、咽喉肿痛等多种热毒证，还可用于气虚下陷、久泻脱肛、崩漏下血。多为内服，外用鲜见。根据《肘后备急方》中治疗虏疮（天花）方法"取好蜜通身摩，亦可以蜜煎升麻数数食"及"以水浓煎升麻，棉沾洗之"，杨老用以治疗全身性疱疹疾患，用升麻煎浓汁调入蜂蜜外涂，收效甚好。

验案：3岁小孩，高烧喉痛，全身发疱疹，某医院用大量抗生素治疗数日，烧热已退，疱疹亦消，但皮肤干燥落屑，呈粉嫩色，瘙痒难忍。除按热毒伤阴，给予清热解毒养阴的方药（如金银花、连翘、生地黄、麦冬、丹皮、黄芩、蒲公英、赤芍、甘草等）外，嘱其另用升麻50g煎浓汁，调入蜂蜜涂拭，瘙痒渐止而愈。

学术思想

川派中医药名家系列丛书

杨莹洁

一、宗《内经》辨治

1. 温病热之高低，乃阴阳之变化

用《内经》理论解释温热病昼夜热型的变化。温热病多在早晨及上午病情好转，体温下降，傍晚加重，体温上升，夜晚更重，体温达到最高峰。杨老认为，温病病情轻重和热型的高低与本身阳气的衰旺有关。《内经》指出："平旦至日中，天之阳，阳中之阳也；日中至黄昏，天之阳，阳中之阴也；合夜至鸡鸣，天之阴，阴中之阴也；鸡鸣至平旦，天之阴，阴中之阳也。"把一昼夜分为四个阶段。平旦至日中，阳气旺盛则病情减轻，体温下降；日中至黄昏，由阳转阴则病情渐增，体温上升；合夜至鸡鸣，阴气最甚，病情加重，体温亦升至高峰。用上述理论来解释温热病一昼夜间有规律的变化，是一个非常值得注意的问题。由于阳生于子，极于巳；阴生于午，极于亥，即正气有规律消长的情况。从温热病一昼夜的病情变化，凡是人体正气旺盛阶段则减轻，反之则加重。《灵枢·顺气一日分为四时》曾做专题讨论"夫百患者多以旦慧、昼安、夕加、夜甚"的原因，岐伯用天人相应的道理来解释，认为天有四时运转，每当外邪侵害，因正气的消长致病情轻重发生很大的差异。把一日分为四时，以"朝则为春，日中为夏，日入为秋，夜半为冬。朝则人气始生，病气衰，故旦慧；日中人气长，长则胜邪，故安；夕则人气始衰，邪气始生，故加；夜半人气入脏，邪气独居，故甚也。"

2. 火热之辨，可分可合，当辨五行脏腑

（1）历代医家认识

火与热同一属性，有无区分？如何区分？在中医文献中，很难找出明确的答案。如果不必区分，何以《素问·至真要大论》病机十九条以"诸热瞀瘛""诸禁鼓栗如丧神守""诸逆冲上""诸躁狂越""诸病胕肿，疼酸惊骇"

为火；又以"诸腹胀大""诸呕吐酸暴注下迫"为热，则似应当区分。而后贤注释，如王冰释"诸禁鼓栗"条谓"热之内作"；释"诸躁狂越"条谓"热甚于胃及四末也"；张隐庵释"诸禁鼓栗"条谓"热极生寒"；唐容川释"诸病有声"条谓"三焦之火，与水为仇"；释"诸呕吐酸"条谓"肝火上逆则呕吐酸，肝火下注则痢下迫"等。又何以以热释火，以火释热？

①以热盛为火

刘河间根据《素问·气交变大论》"南方生热，热生火"的经文，用以解释霍乱吐泻说："三焦为水谷传化之道路，热甚则传化失常而吐利霍乱，火性躁动故也。"但许多热性病，如伤寒中阳明三急下症和少阴三急下症、温病之中焦症，不能说热势不重，亦未见有热盛为火的提法。

②火属血分，热属气分

"火属血分，热属气分"见于唐容川的《医经经义》。关于热属气分，尚可研讨；而火属血分，则值得商榷。因为温热病在发展过程中，可出现气分热证，但未见有火入营血的提法。

③有形与无形

《素问·天元纪大论》有"在天为热，在地为火"的经文，认为火为有形，如烟火之火，物体着火，烈焰上升，可以燃烧；热为无形，如蒸气沸腾，温度增高，可释放能量，但不可以燃烧。再说六淫之邪，风、寒、暑、湿、燥，皆有气无形，配以木、火、土、金、水，则有形可据。这种看法，从理论上讲，是比较中肯的。

（2）杨老见解

火与热既可以一分为二，又可以合二为一。《内经》言火言热是有区分的。除以上提到的而外，《素问·天元纪大论》又有"少阴之上，热气为主，少阳之上，火气为主"的经文。因为少阴所属脏腑为心、肾，水火同具，寓有化气蒸腾的作用，故用热字；少阳所属脏腑为三焦、胆，木火相兼，寓有燃烧的作用，故用火字，以五行学说及气化学说解释，是可以区分的。但《素问·热论》是讨论热性病的篇章，提出"伤寒者热病之类也"。《难经·五十八难》分伤寒为五种，内有热病而无火病，用病因学说则难解释妥帖，两者又不可能加以区分。据此，从理论上讲，火与热是有区分的，而实际应用，如辨证之心火、肝热，用药之清火、清热，意义相同，可不必强为区别。

3. 治痿者非独取阳明，还须滋补肝肾

阳痿的病因有命门火衰，精气虚冷；思虑太过，损伤心脾；湿热炽盛，宗筋弛纵及惊吓恐惧等。由于《景岳全书·杂病谟》谓此病："火衰者十之八九。"所以，医者多采用温补壮阳的方药治之。杨老对津液损伤及肾阴者有独特的见解。

杨老认为，根据《内经》"治痿者独取阳明"，对阳痿的治疗以阳明为主，但又不能仅以阳明为治，尤其是肝肾阴虚者，还须滋补肝肾。《素问·痿证》云："阳明者，五脏六腑之海，主润宗筋，宗筋主束骨而利机关……阴阳总宗筋之会，会于气街，而阳明为之长。此宗筋为精血之孔道，而精血实宗筋之化源。"宗筋，为十二经脉及其络脉中气血所渗灌、濡养的筋肉组织，具有使十二经脉维持联系全身骨、筋，保持人体正常运动功能的作用。十二经脉合于宗筋，而脾胃虚弱，气血生化无源，气衰血少，阳明经脉空虚，其主润宗筋的功能减弱或消失，因而发为阳痿。治疗本病，除使用南沙参、麦冬、石斛、玉竹等柔养阳明以润宗筋的同时，还应加入地黄、枸杞子、何首乌等药物，以滋肝肾、补精血，从而加强荣润筋骨之力。

二、宗《伤寒》《金匮》辨治

1. 六经辨证乃外感病随证治疗之治则

广义伤寒是代表一切外感病的总名。《内经》云："热患者，皆伤寒之类也。"又曰："人之伤于寒者，则为热病。"《难经》谓伤寒有五："中风、伤寒、湿温、热病、温病。"陆九芝的《补张机传》曰："冬时严寒，万类深藏，君子固密，则不伤于寒，触冒之乃名为伤寒。"以中而患者为伤寒，不即患者，

至春变为温病，至夏变为暑病。狭义伤寒是指外感中之因伤寒而病，即"太阳病，头痛发热，身疼腰痛，骨节疼痛，恶风，无汗而喘"之麻黄汤证。从《伤寒论》的条文看，伤寒、中风、温病同时并列，认为《伤寒论》所指伤寒是根据《内经》广义而命名的。因为《伤寒论》的六经病，是指人体机能失于平衡，受外在的影响所引起的不同症状表现，即是说凡是外来因素侵袭人体而发生的疾患，皆可出现六经病，而六经病的病因不一定是伤寒，伤寒只是病因的一种。张仲景根据前人的实践经验积累加以整理总结，作《伤寒杂病论十六卷》，创立了随证治疗的规律，把疾病演变所表现的症候群，分为六个阶段或类型，而按照六个阶段或类型症候群的出现、转变或重叠，处以各种适应方药，直到现在中医治病犹以《伤寒论》为典范。虽其遗留方药不能概括众病，但是运用六经辨证，可以找到治疗的原则。

2. 善治者治皮毛，病在太阳愈于太阳

《伤寒论》治病的特点，是整体观念的具体表现。《伤寒论》把外来因素侵袭人体后扰乱生理平衡而发生异常反应所表现的各种不同的症候群分成六个阶段，即三阴三阳六经（太阳、阳明、少阳、太阴、少阴、厥阴）来观察生理机能的亢进和衰减，以分析疾病的表里深浅与病势的轻重缓急，作为临床处理的依据，却不是脱离整体，彼此孤立地分段治疗。太阳病为疾病的初期，主要症状为：恶寒、发热、项强、身痛、有汗或无汗等肤表证候。我们必须掌握古人曾经说过的"善治者治皮毛"和"病在太阳愈于太阳"的原则。患病初期，即用畅盛皮肤和黏膜血液循环的方剂，以促进生理机能趋于自然汗出而愈。因为疾病不是静止的状态，不是停止不变的状态，而是不断地演变、不断地发展。在演变发展过程中，每因病人体质的强弱、年龄的老幼、时令地域及受病的轻重等的不同，而有下列不同的趋势：

由于生理机能不够旺盛，一方面阻止了病邪的深入，一方面又不能消除病因，从而引起蓄水、蓄血等证候。

由于生理机能受各种内在因素的影响，不能克服病因，或由初期的病型转变为另一阶段的病型，所谓"传经"；或两个阶段的病型同时出现，所谓

"合病";或初期的主要症状尚未解除,继续发生其他阶段的病型,所谓"并病"。

由于不适当的发汗、涌吐、攻下、针灸等所引起的各种病变,如"太阳病篇"中挽救误治的各种方法。

由此看出太阳病与整体的关系,看出太阳病对整体的危害性,因此更明确"太阳病篇"的正治、救逆、分治、合治诸方法,一本随证治疗的规律,而不为阶段所限制。不要以为初期病势轻浅而有所忽视,应该对"太阳病篇"的辨证、立方、遣药以及预后、禁忌等宝贵法度,加以重视。

(1)麻黄汤

①适应证

麻黄汤的主要症状为发热、恶寒、头痛、项强、体痛、呕逆、脉浮紧、无汗而喘,而以无汗、脉浮紧为使用麻黄汤的先决条件。因为这些证候的产生均是由无汗所致。麻黄汤为开皮毛、发汗的峻剂,一经发汗,病因必随汗而消灭或排除,人体自能恢复正常而痊愈,这更说明本方的疗效是在发汗,而发汗即可解除一切因无汗所发生的伴随证候。所以,凡是太阳病表证仍在,虽病经八九日之久,仍见无汗、脉浮紧,皆可用麻黄汤治疗。所以,麻黄汤的适应范围相当广泛。但本方药力"剽悍",发汗迅捷,故服一剂之后,不需再剂,对于老年人、幼儿及体质虚弱者,尤应审慎施用。

②禁忌

发汗,虽有祛邪之功,却可耗伤气阴。麻黄汤为发汗之重剂,使用时尤应注意。所以,仲景特别将禁忌发汗的病例逐项列出。发汗的方法,不能施用于体液缺乏和机能衰减的患者。如咽喉干燥,或曾患淋病、疮伤、衄血、亡血、自汗、盗汗等病例,皆表现有体液缺乏的病机和症状。胃中虚寒、下后身重、心悸、尺中脉迟、尺中脉微等病例,也是体液缺乏和机能衰减的表现。所以,有了以上禁忌发汗的征象,虽具备发汗的脉证,均不可孟浪使用,以犯虚虚之戒,引起病势逆转的后果。

（2）桂枝汤

①适应证

桂枝汤的主要症状有"头痛、项强、发热、恶风、鼻鸣、干呕、自汗出、脉浮缓"。而以"发热、自汗出、脉浮缓"为准则。桂枝汤的应用范围非常广泛，必须明确掌握本方的"正治"与"变通"的运用规律，才能发挥出桂枝汤的伟大功能和避免误用的偏差。如用于"头痛、发热、汗出、脉浮缓"为"正治的法则"；用于"伤寒不大便六七日，头痛有热，而小便清者"为"变通的法则"；用于"病人脏无他病，时发热自汗出，先其时发汗"为"服药先后的法则"；用于"太阳病初服本方反烦不解，先刺风池、风府，再予本方"为"针灸辅助的法则"；用于"不按照本方服法，引起大汗出、脉洪大及误下后气上冲者"为"补救的法则"。把这些法则归纳起来，可以体会出桂枝汤有解除疾病初期症状（表证）的作用，所以必须具有的证候为"脉浮"，故太阳病外证未解及误治而脉仍浮者，即是证明表证未罢，皆可用以施治。但对本方的服法、啜粥、温覆、禁忌等，尤应特别注意。

桂枝汤与麻黄汤同为发汗的方剂，麻黄汤主治皮毛闭阻无汗，故发汗之力峻猛；桂枝汤主治汗出不畅，故发汗之力较轻，因其能解除肌表证候，故谓其为解肌之剂，以示不同于麻黄汤之发汗。

②禁忌

原文曾明确指出，太阳病三日，经各种误治的坏病，不能用之，即是说桂枝汤证消失，不可再予本方，而更主要的是，"脉浮紧，发热汗不出者"尤当禁用。其他如因嗜酒，或别种因素的刺激，"所谓有热"的患者，虽具有桂枝汤的适应证，皆不宜使用，否则引起呕吐，甚至血管受伤，以后产生吐脓血的后果。总之，桂枝汤辛温发汗，不宜使用于体液缺乏或体内有热者，因其能使身体水分因汗出而消耗，发生汗出热不解，出现大汗烦渴等病变。

3. 善用理中，异病同治

（1）适应证

自利不渴，腹痛呕吐，便溏，脉沉细，或沉迟无力，或厥冷拘急，中寒急剧吐泻等。

（2）方义

理中汤以党参补气益脾为主药，白术健脾燥湿为辅药，甘草和中补脾为调和药，干姜温和祛寒为佐使药。以脾居中焦，所以定名为理中。气虚为主应以党参为主药，脾虚腹泻为主则应以白术为主药，中寒痞满为主应以干姜为主药，需根据病情而定。

叶天士云："理中者，理中焦脾胃之气，因脾胃之气有伤，非阳分不足，亦非火不生土。"徐灵胎亦云："四逆乃温下焦、中焦之法，理中为温上焦、中焦之法，各有部位也。"足见理中汤虽有补中、温中的作用，但主要是调理中焦的方剂，适用于中阳受伤所致的病症。

（3）药物选择及应用

参、术、姜、草。

①参

潞党参：产于山西潞安府太行山中，潞安古代上党地，所以又称党参或上党人参，有些医书所列人参即是本品，但商品以阶州文县所产者为党参，而以山西所产者为潞党参。潞党参性味甘平，补中益气，和脾胃，治烦渴、肺虚。此柔润壮实，色黄味甜。党参体瘦而枯，乏润泽，味微带酸涩。

沙参：各地均产，性味甘寒无毒，补中益气，养阴清脾肺，长肌肉，治咳嗽、肺痿等。此品降多于升，为补阴泻火之品，肺经热嗽及肺阴不足者最宜，寒嗽者忌用。本品常用的有泡沙参和明沙参两种。泡沙参质泡而软，治肺之功较好；明沙参质较坚实，治中之力较好。

苏条参：性味、功效与沙参相近，此品细而长，质坚色白，药价较高，产品不多，所以用者较少。

高丽参：产于朝鲜，药力较我国东北所产之参稍弱。高丽参多为红参，系经过加工而成。

洋参：产美国者叫西洋参，产日本者叫东洋参。此品多系白参，连皮者叫原皮参，去皮者叫粉光参，参须叫米洋参。

洋参甘、微寒，无毒，补肺的功效较好；高丽参甘而微温，补脾之功效较好。凡病性较重，或虚羸较甚，非党参、沙参所能胜任者，可考虑使用。

②术（古代不分苍白）

白术：甘温，健脾益气，除湿暖胃，生津消谷，补腰膝，长肌肉。

苍术：苦温，燥湿发汗，健胃安脾，有祛风除湿、升阳散邪的功效。滋补中焦，培脾胃则不如白术。

茅术：产于江苏茅山者，质量坚实，功用同苍术，性较平和。

冬术：白术之一种，系冬月所采，计归本根，滋润而不枯燥，肉亦饱满，宜用于阴虚脾弱之患者，但不易保存，止泻力差。

野术：系野生之术，功效较白术为优。《本草纲目拾遗》谓："野术气味香甜，生啖一二枚，终日不饥，生津益齿，解渴醒脾，功力最捷。"

于术：产于浙江于潜县者，气香味厚，补益之功优于白术而不燥。

③姜

干姜：系生姜晒干，温中化滞，扶脾开胃，通脉消痰。

均姜：功用同干姜，乃干姜产于均州者。

生姜：性味辛、微温，散寒发表，开痰下气消水，和营卫，止寒呕。本品温和祛寒之功不及干姜而升散之力为优。

炮姜：即干姜炮黑，性味苦、辛温，温经止血，去脏腑沉寒痼冷，健脾元阳。本品与干姜功用略同，炮姜经炮制变辛味为苦味，对于脾胃元阳衰弱、腹中虚冷、腹泻不固者有效，又能温血分。

④草

甘草，性味甘平，生用微凉，炙用则温。本方亦用炙甘草，主要取其温中补脾的作用。

（4）加减

自利腹痛，加木香；泻多，腹不痛，重用白术；口渴，重用白术；腹胀满，去甘草；身体沉重，倦卧，泻不止，加附片；呕吐，去白术，加半夏、姜汁；心悸，加茯苓；脐下气动不安，去白术，加桂；阴黄，加茵陈；寒结胸，加枳实。

综上，理中汤的加减，一种是对症用药，如自利腹痛加木香以调气止痛，阴黄加茵陈以除湿退黄，寒结胸加枳实以宽胸散结等；另一种是根据药效结合病机而定，如口渴为脾虚不能为胃行津液，故用白术以补脾生津止渴。同时，白术有健脾止泻的作用，脾虚作泻多腹不痛，所以重用本品。此外，胃气上逆呕吐较甚以及下焦水不化致脐下气动不安，均不用白术之守补，前者加半夏、姜汁以降逆止呕，后者加桂以化下焦水气。至于水气凌心发生心悸，加茯苓以渗湿利水，阳伤较甚加附子以增强药力，腹胀去甘草以免甘药增胀。

（5）理中汤的变方

附子理中汤：本方加附子，治中寒腹痛身痛，四肢拘急。

枳实理中丸：本方加茯苓、枳实蜜丸，治寒结胸，胸膈高起。本不可近，用大陷胸不瘥者。

理中安蛔丸：本方去甘草加茯苓、乌梅、川椒，治胃寒吐蛔。

桂枝人参汤：本方加桂枝倍甘草，治伤寒太阳病表证不解，而数下之，胁热而利，心下痞硬，表里不解者。

连理汤：本方加黄连、茯苓，治伤暑湿腹泻，中阳已伤兼热者。

补中汤：本方加陈皮、茯苓，治中寒慢性腹泻。

治中汤：本方加青皮、陈皮，治腹满痞闷兼食积者。

（6）使用理中汤的经验

曹仁伯的《继志堂医案》中说："理中汤为补足太阴极妙之方，如中宫之阳气不舒用干姜者取其散，少腹之阳气下陷用炮姜者取其守，其变换在大便溏与不溏。湿甚而无汗者用茅术，湿轻而中虚者用冬术，其变换在舌苔浊与不浊，此本方之变换也。设脾家当用理中汤而胃家有火，则古人早定连理一方矣；设气机塞滞，古人早定治中一方矣；设脾家当用理中而其人真阴素亏者，景岳有理阴煎矣。其肾中真阳衰者加附子固然矣。其衰之甚者，古人又有启峻之方矣（组成：人参、黄芪、当归、炒枯白术各4.5g，陈皮2.4g，炙甘草1.5g，肉桂1.5g，茯苓4.5g，炮姜1.2g，肉果、沉香各2.4g，炮附子

4.5g，主治脾肾俱虚、腹胀少食）。此方加木瓜则名和中，必兼肝病，加枳实、茯苓，治胃夹食。"此乃理中汤临床使用的经验总结。

汪瑟菴评《温病条辨》云："理中不独湿困太阴宜用，每见夏日伤冷水瓜果，立时发痢者，只有寒湿并无热证，小儿尤多此症，小便赤或短赤，不可拘泥，宜用理中，甚则加附子。瓜果积加丁香、草果，下痢滞涩者加当归，其有误用克伐者，则人参又当倍用矣。上焦有暑湿或呕者，反佐姜连少许。"

陈修园对大便初头硬后半溏者，认为是胃中有寒，肠中有热，拟用理中汤加大黄；万密斋治胃寒吐蛔，用理中汤加乌梅、川椒调服。不过，仅凭大便初硬后溏，确定胃寒肠热是不够的，但对本方的运用，则有参考价值。至于理中汤加乌梅、川椒，可参照理中暗灰丸的用法。在前代病案中，如宋王锐治产妇泄泻喉痹……而不在乎是否是使用水煎。

前人使用理中汤治愈危重病人颇多，再以喻嘉言《寓意草》用理中汤治愈的病案可以看出：有本系热证、实证，因饮食停滞，加以寒凉药物阻痹中阳，先用理中汤温运中焦，后用凉药治疗者；有因中阳受伤，水饮停滞作胀，先用理中汤温煦中阳，后用化气行水之药而愈者；有因外感伤寒，合并痢疾，先用麻黄附子细辛汤救其危殆，后用理中汤加味而愈者；有因痢疾治疗不当，胃气将绝，持续使用理中汤，病已基本痊愈，再以补中益气汤调理而愈者；有因中阳受伤，胃气将绝，先用理中汤益气温中，再用降逆止呕之剂而愈者。可见，本方适应范围相当广泛，最重要的是根据病情灵活掌握和运用。

（7）病案举例

王某，女，30余岁。患慢性腹泻一年多，大便无脓血，但有黏液，无里急后重现象，腹痛不明显，食欲尚可，小便有时淡黄。曾服清热导滞中药及西药合霉素、黄连素均未生效。经用理中汤，病情逐渐好转，中间又服补中益气汤数剂，腹泻基本治愈。

杨老按：①患者形体消瘦，而色暗滞，舌质不红，苔薄白，大便虽有黏液，但腹痛不显，无里急后重之象；②两脉沉细无力；③大便常规检查正常；④长期服用抗生素及清热导滞中药无效；⑤手指常冷。据以上证候分析，为中焦阳气受伤，脾胃健运失职，导致腹泻日久不愈，属于理中汤治疗范围，所以用之生效。另一女性病例，患慢性腹泻一年余，也是长期服用黄连素等药无效，面部更有暗滞，精神更为软弱，用理中汤生效后，加附片炼蜜为丸，久服始愈。

（8）理中汤的禁忌

理中汤为温理中焦的方剂，由于方中有参、术在内，具有益气健脾的作用，因此禁用于热证、实证。特别是阴虚血燥的患者，如果呈现舌赤而干、头晕目眩、失眠多梦、大便结燥等症，须慎用。同时，理中汤乃治中阳受伤之疾，对外邪郁闭、上焦失于清肃者，亦不宜使用。

三、宗温病辨治

1. 入营犹可透营转气

卫气营血辨证是治疗温热病的诊治纲领。杨老在跟随其师沈绍九治疗热病时发现，业已辨明热入营分，所用方剂亦系清营存液为主，沈师唯常加少量薄荷在内，曾经询问："吾师常言治热性病要分清卫气营血，今病已入营，何以又用治卫气之薄荷？"师言："营热炽盛，加薄荷轻宣上焦，不使肺气郁闭，营热更甚。"其后，杨老于20世纪50年代在成都市第一人民医院与西医同志共同进行中医药治疗乙型脑炎的科研，许多患儿高热昏迷，呈现热入营分或气营同病的征象，用大剂清热清营或气营同治的方药，往往抢救不及而死亡。当时西医医师主张服用中药后，给予阿司匹林片0.1g，其目的是用小剂量阿司匹林取微汗，体温略降1℃～2℃，免致中药未发生药效之前出现抽风痰壅，难于抢救。因而有的危重患儿得到挽救。回想沈师清营方剂加少量薄荷是临床用之有效的经验，此即叶天士"入营犹可透营转气"之意。

2. 湿温湿偏重者，必待化热而清

吴鞠通《温病条辨》的大要为温病与湿温。其中，关于湿温的病因、病机、治疗纲要，杨老认为，以汪瑟庵评《温病条辨》"中焦篇"34条切合实

际，曰："温病与湿温为本书两大纲。温热从口鼻吸受，并无寒证，最忌辛温表散……湿温为三气杂感，浊阴弥漫，有寒有热，传变不一，全要细察兼证，辨明经络脏腑，阴阳气血偏多偏少，方可论治。"又："热证清之则愈。湿证宣之则愈，重者宣之未愈，必待化热而清，清而后愈。一为阳病，一兼阴病，至鲁至道，难易显然。"从文中提出的"重者""必待"等文字，最可玩味。不难看出，如果不是重病，直接清热宣湿即可治愈，是言外之意。由于湿为阴邪，与热相合胶结难愈，所以吴氏在叙述湿温提纲时指出"病难速已"。"必待"二字，是言湿温病程较长，治疗不应操之过急，必须等待有化热之机，直清其热方可告愈。但可否用温燥之剂促其早日化热，以缩短病程？兹摘录刘幼亭医师验案一则，并加按语，供初学者参考。

病孩，男，年十余岁，夏秋间发热凛寒，汗出不爽，头痛泛恶，肢酸胸闷，神情是糊非糊，朝轻暮重，渴不多饮，便溏，形色萎顿，持续月余不解，苔白腻带灰，脉濡数。刘氏诊之曰："感受暑湿之邪，骤者在当时为患，缓者在秋后为伏气之疾。伏邪以外达为吉，内陷为凶，今宣之不效，泄之不应，宜进苦辛温燥之品，助湿化热，助热化火，引起热势炽张，躁烦不宁，是由贼巢之起内讧也，然后一鼓而擒，可操胜算。"

处方：

姜雅连 1.5g	淡干姜 1.8g	厚朴 3g	白蔻仁 2.4g
姜半夏 4.5g	广陈皮 3g	炒枳壳 3g	云苓 9g
通草 3g	玉枢丹 0.9g（兑）		

两剂后凛寒已罢，泛恶亦停，胸宽而口渴引饮，热势外扬，烦躁不能安卧，舌绛，苔黄带腻。复诊案云："湿邪虽见化燥，并无大热，燥化未足也，当乘胜而助鼓再进。"上方去玉枢丹，加制南星、广郁金各0.9g，九节菖蒲0.6g，三味为末，水调服。一剂后壮热烦躁，大渴凉饮，舌绛，苔焦黑。

三诊案云："内蕴之邪，化燥化火，蒙闭已开，治以清热生津之剂。"

处方：

磨犀角（现用代用品）0.9g（兑）　　　　石斛 1.5g

丹皮 4.5g   黑山栀 3g   川黄连 1.5g   生石膏 30g

知母 3g   碧玉散 15g   芦根 30g

紫雪丹 1.2g（朱砂灯心汤下）

一剂后大汗淋漓，疱疹并透，烦躁立停。继进甘凉养阴、和胃化痰调理之剂而愈。

杨老按： 此案即是治疗湿偏盛者必待湿邪化热，先用苦辛温燥之剂助湿化热，然后一清而愈的实际病案。但"助热化火"应恰如其分，温燥太过，也可能津液过伤而发生其他问题。例如，此案二诊时已是一派热入营分、气营两燔的证候，不直清气营，反谓"燥化未足"，再加温燥之品，以益薪助火。所以，一剂后热势更为枭张，如果不是药量颇轻，及时使用大剂清热生津之剂，很难转危为安。可见，采用此种治法，应特别注意。

3. 暑温首辨热湿，论治侧重气分

流行性乙型脑炎属中医"暑温"的范畴，杨老在 20 世纪 50 年代，运用温病学理论曾对流行性乙型脑炎进行数年临床研究，积累了丰富的临床经验。

（1）病机分暑热、暑湿

"乙脑"属中医"暑温"的范畴，在病机上有"暑即是热"与"暑必兼湿"的两种看法，相对应之治则亦迥异。吴鞠通的《温病条辨》云："暑兼湿热，偏于暑之热者，多手太阴证而宜清；偏于暑之湿者，多足太阴证而宜温。"杨老认为，暑之偏热偏湿，与当年气候有密切的关系，如久晴不雨，气候酷热，则偏热者居多；如阴雨连绵，气候潮湿，则偏湿者居多。应根据不同气候及不同证候分而论治。

（2）论治侧重气分

"乙脑"属于"暑温"的范畴，按卫、气、营、血进行辨证，但有所侧重。叶天士的《幼科要略》云："夏暑发自阳明，古人以白虎汤为主方。"白虎汤乃清气分之重剂，此病虽见气营两伤，或侵入血分，出现神昏肢厥，但侧重点仍在清气。如"清瘟败毒饮"治暑温侵入营血，乃以辛凉清气之石膏为主药，与其他温病热邪侵扰心包而致昏厥，重点在清营开窍有所不同。

（3）白虎汤重用石膏

白虎汤的主症为高热、大渴、大汗、脉洪大。脉沉，或浮弦而细，无汗，口不渴者，必须禁忌，但又有其特殊性。疫情剧烈者，须立即采用各种有效措施，甚至突破常规治疗。清初医家余师愚治冯姓高热昏迷病人，并未具备白虎汤的主症，而以大剂石膏为主药治愈。又"面垢齿燥，二便不爽"，为暑证的特征，亦是本方辨证的要点。石膏应重用，据杨老的经验，两岁患儿每剂可用 60g。高热持续在 40℃～41℃之间，一剂石膏用至 180g，病情方见好转，如药量不够，则难于挽救。

（4）不宜轻用紫雪丹、安宫牛黄丸

表邪未解，或病邪尚在气分，使用紫雪丹或安宫牛黄丸应慎重，恐有碍邪外达，引邪深入之弊。因本病重在清泄气分，即使气营同病，亦应大剂清气，适当佐以营分药，以透热转气。故未入营血，不宜轻率用之。

（5）发汗、攻下、利小便，当用则用

20 世纪 50 年代，石家庄介绍治"乙脑"的经验，以发汗、攻下、利小便为三禁。但杨老认为，如果通过辨证，须用以上治法者，要当机立断，迅速选用，以免贻误病机。①"乙脑"属热病，禁用辛温发汗，但病在卫分者，则银翘、桑菊辛凉解表为对症之方；暑邪阻闭、湿盛无汗者，解表化湿之香薷亦可适当应用。②"乙脑"为暑邪引起，暑为无形之热，与有形积滞阻塞不通而致热邪炽盛者不同，故禁用下法。但也有热积互结，形成燥屎，以致高热不退而须攻下者。杨老曾治一"乙脑"患儿，神昏，高热持续不退，腹满有硬块，按之痛，四日未解大便，舌苔老黄，厚腻而干，两脉沉数有力。按阳明腑实论治，用大承气汤攻下，大便通后即热退神清。③"乙脑"热偏盛者易伤津液，利小便之药恐再劫其阴。但湿邪偏甚、舌苔厚腻滑润者，则薏苡仁、滑石、茯苓皮、车前子、苍术、法半夏等亦可使用。

（6）后遗症之治法

后遗症之病机，是因经络脏腑为邪热燔灼，致血少津枯，或余邪未尽。血少津枯者，舌苔薄白，舌质赤而干，宜生津养血，药如南沙参、当归、玉竹、白芍、石斛、麦冬、地黄、杭菊花、枸杞子、潼蒺藜、制首乌、炙甘草等；余邪未尽者，舌苔多黄厚，脉多弦数，宜清热通络，药如银花藤、钩藤、丝瓜络、伸筋草、赤芍、牛膝、桑枝等。余邪未尽者，用至宝丹 1~2 分，日服 2 次，以清透余邪。肝肾阴虚之下肢软弱不能行走者，主以六味地黄丸滋阴补肾，并随症加黄柏、知母、龟板、牛膝、枸杞子、菟丝子等滋肾填精之品。唯温燥方药用之宜慎。恢复尤需较长时日，治疗须有耐心，更方换药要慎重，既要考虑药物的疗效，又要考虑机体自身的调节修复作用。如杨老治"乙脑"后遗失明症，根据"目得血而能视"的理论，用生津养血之法，经治一月余乃愈。

（7）饮食清淡，慎防食复

邪热侵扰，病人食欲较差，高热时，予以西瓜汁、绿豆汤、五汁饮等，可增进食欲。热度下降，饮食亦应缓缓增加，不宜过早给予肥甘厚味，恐引起热势复发及后遗症，应遵"热病少愈，食肉则复，多食则遗"（《素问·热论》）之戒。

四、儿科疾病辨治

1. 脾胃之阴，重在清养

杨老善治儿科疾病，并根据时代变迁而调整辨治思路。如治疗小儿脾胃疾病，因新中国成立前人民生活艰苦，儿童营养不良者居多，方中多有补药在内，故使用有效。但新中国成立后，人民生活水平提高，加之独生子女居多，父母过于溺爱，饮食不节，而致脾胃受伤，故减少补药，增加和胃之品。且杨老认为，阳伤者较少，阴伤者较多，故强调清养脾胃之阴。唐容川的《血证论·脏腑病机》中说："脾土以湿化气。脾气不布，则胃燥而不能食，食少而不能化，譬如釜中无水不能熟物也。"脾胃互为表里之脏腑，关系密切，脾阴虚与胃阴虚的症状每有相似之处，但病因却各有不同。脾阴虚多由于内伤气血，胃阴虚多因热伤津液，治疗时则各有侧重。治脾阴虚之法，当甘以补之，淡以渗之，补中寓有通意，以助脾之运化，不致妨碍气机流畅，扁豆、莲米等为养脾阴之妙药。胃阴虚者，则倡叶天士主甘凉濡润法以养之，如益胃汤之属。

2. 麻疹论治，清轻疏透

杨老遵其师沈绍九治疗麻疹经验，总以"清轻疏透"四字为要点，认为：

（1）须从时令而治。如冬从寒治，春从温治，薄荷、牛蒡子、金银花等常用；而暑天患麻疹则多夹湿热，宜石斛、荷叶、扁豆皮、赤芍、牛蒡子、葛根、玄参、鲜藿香等以清透之，不宜用香薷、苏叶辛温之品轻发其汗。

（2）不宜轻用升提，如升麻、桔梗等，凡头面、上肢麻疹较多及麻疹初没者，即不宜用升提。如必须用之，分量宜轻。

（3）麻疹初起，忌用淡渗伤阴及降肺气之药，以防伤阴及碍疹透发，茯苓、杏仁亦应慎用。

（4）麻疹发于肺胃，其色红，与血有关，故应养血或凉血，如升麻葛根汤之用芍药。

（5）"温麻疹"的治法：麻疹感温热之邪而发，其色必紫，其热必重，治当清热透疹兼顾其津液，即一面开透，一面养阴清热。疹发不透，可加紫背浮萍于清透养阴剂中，但其质轻气浮，发汗捷于麻黄，非实热表闭无汗者不可轻用。

（6）可否用下法？麻疹重在透发，最忌疹毒下陷，通常忌用下法。但杨老认为，所谓不可下，乃不可妄下，如下证具备，又何尝不可用下？如肠胃原有积滞，热积交结，气机阻滞而致疹出不透，就非使用下法不可。

3. 疳积论治，重在脾胃

"疳者，干也。"杨老认为，疳积的病机是脾胃受伤，津血干枯，脾胃受伤，属全身性疾病。

（1）病因分类，执简御繁

前人对疳积的分类颇杂，如从病程长短、病情轻重而分，有初起前驱症状者谓之"积"，症状已经显著者谓之"疳"，经久不愈且体质逐渐衰弱者为之"痨"。又有以虚实而分，如初起患者为"肥热疳"，久患者为"冷瘦疳"。尚有从病位上以五脏现证分为五疳等，纷杂而难以掌握。杨老按病因将疳积分为三类，简要而易于掌握应用。①脾疳：系指脾失健运、乳食停蓄引起的胃肠积滞。症如面黄肌瘦，体倦嗜睡，身热食少，心下痞硬，肚腹胀大，时有吐泻等。属于消化不良、营养紊乱为主的一类疾病。②蛔疳：系指小儿不注意卫生，寄生虫卵侵入人体所致。症如烦躁多啼，口唇或红或白，呕吐清涎，腹胀腹痛，好食泥土，肛门湿痒等。属于肠寄生虫病的范畴。③疳痨：系指小儿脾胃受伤，抵抗能力减低，感染结核杆菌而致其患慢性衰弱性疾病。症如咳嗽、盗汗、烦热、骨蒸、痰中带血、颈间瘰疬、腹胀、腹泻等。属于各类结核病的范畴。此三类常互有兼夹，须有重点地进行治疗。

（2）治则方药，重在脾胃

本病属全身性疾病，影响及损伤的脏腑较多，治法及方药要随证变换，但重点在脾胃。本病脾胃受伤，积滞停留，为本虚标实之证，因此，纯攻纯补之法均少使用，疏补脾胃应为治法的重点。①积滞较甚，正伤不著者，攻消为主：对于积滞较甚，病程短，正气伤耗尚轻者，可以暂用攻消，应中病即止，不宜过剂。代表方剂如"集圣丸"。万全《育婴家秘》云："不问诸疳，总属脾胃无津液至赢瘦，只以脾胃为主，集圣丸主之。不问寒热，诸疳皆治。"杨老不同意"不问寒热，诸疳皆治"之说，认为此方系由清热导滞、活血行气之药组成，仅对积滞较甚、气阻血瘀、正气伤耗不大者效果较好。②积滞已去，培补为主：对于积滞已去，正气受伤后尚未恢复的患儿，代表方剂如"调元散"。系八珍汤加味，为气血双补的方剂，主治小儿先天不足、肌瘦腹大、精神倦怠、解颅、五迟等症。气虚为主，以四君、黄芪等为主药；血虚为主，以熟地黄、当归、芍药等为主药。由于此病重点在于脾胃，因此山药必须重用，但不应误用于积滞尚甚的患儿。③本虚标实，疏补兼施：由于疳积为本虚标实之病，故此法应用较多，方如"肥儿丸"。此方以四君子汤重用白术补气健脾为主，佐以清热、杀虫、导滞之药，具有补而不滞、消而不伤的作用。

4. 慢惊证治当辨虚实缓急，善后不拘温凉消补

"慢惊风"包括许多儿科疾病，常见于体质较差的儿童，因吐泻未及时治疗，或治疗不当所引起。

（1）慢惊发热，正气尚存，却非实热

有的"慢惊风"脾肾阳虚小儿，虽阳气受伤，身体日衰，却持续高热，有似热邪不清之象。杨老指出，发热乃正邪相争之象，慢惊风伴见发热，说明正气虽衰，抗病能力犹未挫败，可望转危为安，慎不能误为实热之证而妄投清凉退热之剂。并以发热与厥冷的多少来辨别病情的轻重和转归。须热减厥回方为好转；若热势渐减，厥冷增加，则系正气溃散，病情严重之证候。至于与实证发热相鉴别，清代医家庄在田曰："慢惊风身虽发热，口唇焦裂出血，却不喜饮冷茶水。"（《福幼编》）此乃辨证之关键。

（2）阴寒格拒，分清缓急

小儿慢惊风，多见于胎禀不足或脾胃素虚，复因吐泻日久误用寒凉，致脾肾阳虚，不能温煦筋脉而生内风，为亡阳欲脱之证，但见症状一二，即应益气回阳固脱，不可待诸症悉具，以免延误投药时机，危及生命。有时温补两法可同时应用，有时补虚与温阳又不能含混不清。《古今医案按》引杨潜村论治慢脾风云："其面必㿠白，眼必散大，舌必胖润，色必嫩白，颈必软，头必重矣。诸证皆属寒，而诸方救虚，所以不效。"杨氏言不能用救虚之方药以治寒证，是通过实践总结出来的。唯分清主次和用药的先后，才能力挽狂澜。对吐剧乳食难进者，为阴寒格拒，应衡量缓急，以降逆止呕为急务。只有急用辛热方药振奋阳气，回阳固脱，才能挽救之，即庄在田曰："先用辛热冲开寒痰，再进温补。"（《福幼编》）选方首推逐寒荡惊汤、加味理中地黄汤。

（3）逐寒荡惊汤、加味理中地黄汤运用经验

二方均载于清代庄在田的《福幼编》，为治疗"慢惊风"寒痰格拒、乳药皆吐的主方。逐寒荡惊汤由胡椒、炮姜、肉桂、丁香、灶心土组成，《成方便读》谓："夫慢惊一证，无不皆从久虚而来。小儿为稚阳之体，元气未充，虚则生寒，以致生气日索，阴气日甚。斯时也，若仅以区区温补之剂，缓不济

事。故以炮姜、肉桂、丁香等破阴回阳，以复下焦之生气；但寒痰之在上膈者，格拒汤药，呕不能下，故以胡椒之大辛大热者，冲开寒痰，而以伏龙肝散逆和中，自不致呕而不纳。"杨老认为，因元气已伤，若加人参培养元气，则更为全面。逐寒荡惊汤的用法中云"接服加味理中地黄汤"，即在先服逐寒荡惊汤使呕吐止后，接服加味理中地黄汤（熟地黄、当归、山萸肉、枸杞子、白术、炮姜、党参、炙甘草、酸枣仁、肉桂、破故纸、炙黄芪各6g，生姜3片，红枣3枚，核桃肉2个），功能"助气补血，回阳救逆，治小儿慢惊，气血极虚，神衰体弱至极者"。

（4）调理善后，不拘温凉消补，辨证施治

"慢惊风"浊阴凝聚、乳药难进之时，用辛热方药，是为温其中阳、开其格拒的应急之法。同时，此病阳气虽伤，由于吐泻致阴伤亦甚，因此，病情好转后一般以温补同进之方剂补其伤耗，以庄在田加味理中地黄汤为代表，但又不能墨守成规。杨老认为，当正气渐复，有内热者不得不清，有积滞者不得不消。杨老曾治一患儿（一岁余），吐泻，高热惊厥，已具慢惊证候，用温阳祛寒的方药治疗后好转，即用加味理中地黄汤调理，腹泻迟迟未愈，后转为痢疾，改用清热行滞之剂始瘥。又一患儿病情相同，按上述方法治疗恢复正常，未停加味理中地黄汤，兼之喂养不当，致结滞生热，大便次数增多而不畅，改用黄连、黄芩、枳壳、厚朴、木香等药治疗方愈。据此说明调理善后应按患儿的具体情况灵活处理，同时加强护理，控制乳食，则尤为重要。

5.六淫外感，宜解表导滞，给邪以出路

小儿脾常不足，感受外邪后，常致脾胃纳运失调而夹食滞。杨老之师沈绍九先生治疗外感风寒、内伤饮食之疾，治外感之药物较多，消之药物较少，盖本于张隐卷"凡停于感寒，只宜解表，不可推食，如里气一松，外邪即导入也"之论，有一定的道理。杨老认为，伤食较甚，必须里气得通，表气方能自解，又不能不以消食为主，解表为佐。如果伤食不久，尚停胸膈之间，可采用吐法，以因而越之，见效甚捷。其长子三岁时，因午间饮食过多，又兼外感，发热嗳腐，腹痛，晚上临睡时，突然目瞪肢厥，当时急煎解表清热

和中之剂与服，因服时灌药即吐，吐出为午间所食之物，酸臭刺鼻，吐即神志转清，后调理数日痊愈。此即张子和所谓"尚可吐法耳"。其次子二岁时，亦患是症，因未及时吐，用解表和中之药至第三日，解下黏臭粪便，发烧始退，皆里气及通、表气及解之症。中医治病强调因势利导，给邪气以出路，解表、催吐及导下均是给邪气以出路。当宿食未下膈，因吐而排出体外，固见效甚捷。如经由肠道下泄，不仅误时，因里有食滞，使外邪凭借为患，引起他变。因此，单凭解表常不能完全解决问题。但是表证未解，使用峻药攻下又非所宜，因易于引起内陷之故。

五、内妇杂病辨治

杨老治病论理精辟，立法有度，遣方灵活，用药轻灵。杨老认为，成人常用脑过度，辛劳操持，加上慢性病长期耗伤，多暗伤阴液。特别是中年以后，体质渐衰，往往伤及肝肾。故治内妇杂病着重清养和益脾胃，培养肝肾，滋补阴液。兹举验案四则以见一斑。

1. 燥热不寐，治以养阴清热

黄某，女，61岁。患者素有慢性咳喘史，1984年1月上旬因感冒诱发，伴心慌失眠，住四川省人民医院诊治。住院期间，曾做相关各项检查，除胸片有支气管炎合并肺气肿改变外，其余未见异常。经用大量抗生素及中药配合输氧输液治疗20余日，咳喘缓解，但心慌失眠并无改善，且出现燥热。出院后又多方医治20余日亦未收效。

初诊（1984年2月22日）：患者形体消瘦，容颜憔悴，精神萎顿，语言低微而情绪紧张。自诉口燥咽干而不思饮，纳食减少，日进四两左右。经常头昏不清，通宵不寐，手足心热，心慌燥热而体温不高，服镇静药则发生剧烈头痛。如此辗转病榻，苦捱终日，不可名状。小便量少淡黄，大便间隔1～2日始解。舌质较赤而舌体略瘦，可见裂纹，苔薄黄少津，脉沉细微数。

病情分析：患者理家辛劳，日久营阴已暗伤，兼之咳喘不时发作，影响睡眠，更伤其阴，阴虚内热侵扰，故致不寐。辨证：阴虚内热。治以养阴清热。

处方：

南沙参 15g	玉竹 12g	茯苓 12g	酸枣仁 12g
潼蒺藜 15g	女贞子 15g	旱莲草 15g	菊花 12g
白芍 12g	龟板 15g	牡蛎 15g	制首乌 15g
甘草 4.5g			

二诊（1984年3月8日）：上方服8剂，心慌、燥热、失眠未明显好转，但清晨比较安静，余无其他特殊发现。是阴液渐来复，内热犹存。拟加重养阴之剂，佐以清透内热。

处方：

南沙参 15g	麦冬 15g	生地黄 15g	酥鳖甲 15g（先煎）
青蒿 15g	知母 12g	丹皮 9g	桑叶 15g
地骨皮 12g	银柴胡 9g	胡黄连 6g	秦艽 12g
甘草 4.5g			

三诊（1984年3月12日）：服药4剂后，每晚能入睡1~2小时，头昏、心慌等症相应减轻，情绪、饮食亦有好转，但仍时发燥热，口燥咽干。是阴液已渐来复而内热尚炽，予大剂滋阴潜镇剂中直清内热。

处方：

生地黄 15g	麦冬 15g	阿胶 12g（蒸化兑服）	
白芍 18g	玉竹 12g	泡参 24g	黄连 6g
黄芩 9g	地骨皮 9g	牡蛎 15g	酥鳖甲 24g
鸡子黄 3枚（分3次兑服）			

服药4剂后，睡眠时间逐渐增长，燥热、心慌好转，效果已著，继服原方16剂，睡眠正常，心慌、燥热等症也完全消失，随访半年从未复发。

编者按：《灵枢·大惑论》云："阴气虚，故目不瞑。"花甲之年，气阴渐衰，乃生理之常。久病不已，穷必及肾，肾精暗耗为必然趋势。今患者罹病已近两月，阴液亏极，出现一系列阴虚阳亢之征，实系肾水不足，真阴不升，使心火独亢而不得眠也。正如叶氏根据经文倡"阳亢不入于阴，阴虚不受阳纳"。此病显系阴虚内热之不寐。欲使阴阳相恋，寤寐如常，必滋阴以降火。由于"阴易亏而难复"，所以初用滋养清镇之剂20余日效果犹未显著，直到真阴有来复之机，改用黄连阿胶汤配伍大剂量滋养镇摄及少量苦寒之品，以育其阴的同时，并折其亢盛之阳。生效之后，守方不变而收功。从中可悟出在治疗此类慢性衰弱疾病时，应做到胸有成竹，不易弦更张的道理。

2. 湿热遏郁之带状疱疹，治以清热宣湿

周某，女，75岁。初诊（1988年6月3日）：眼痛2天。右眼充血，痒痛，流泪，头痛，口感喜饮，小便微黄，大便如常，舌红，苔白厚，脉弦滑。中医辨证为湿热遏郁，治以清热宣湿。

处方：

菊花15g	桑叶15g	蝉蜕9g	黄芩15g
厚朴10g	荆芥6g	藿香9g	佩兰9g
花粉9g	六一散9g	薏苡仁15g	枳壳6g
杏仁9g			

二诊（1988年6月6日）：服上方3剂，右眼仍充血疼痛，右眼内眦鼻柱旁生水泡状疹子，痛痒，头痛，口干喜饮，纳差，小便黄，舌红，苔淡黄且厚（较初诊时变薄），脉弦滑。

处方：

菊花15g	桑叶15g	蝉蜕9g	荆芥6g
黄芩15g	藿香9g	佩兰9g	厚朴9g
薏苡仁15g	花粉12g	通草4.5g	六一散9g

外擦：二味拔毒散1包，外擦鼻部患处。

三诊（1988年6月8日）：右眼痛稍减轻，右鼻柱水疱疹红肿消退，未继续发大，心累，腹中发烧，头阵痛（后部），口干，喜冷饮，小便黄，舌边红，苔淡黄厚（较前减轻），脉弦滑。

处方：

菊花 15g	桑叶 15g	蝉蜕 9g	荆芥 6g
黄芩 15g	藿香 9g	佩兰 9g	厚朴 9g
花粉 15g	薏苡仁 15g	扁豆 12g	六一散 9g
泡参 15g	茯苓 12g		

四诊（1988 年 6 月 13 日）：现右眼充血减轻，鼻柱偏右的疹子消退，舌苔消退，头痛（太阳穴）减轻，右肋阵痛，口干喜饮，二便可，舌红，苔薄白，脉平。此乃湿热渐退，气阴不足，当益气养阴。

处方：

菊花 15g	桑叶 15g	泡参 15g	麦冬 9g
石斛 15g	白芍 12g	连翘 15g	枳壳 9g
女贞子 15g	旱莲草 15g	玄参 9g	甘草 4.5g
花粉 12g			

五诊（1988 年 6 月 15 日）：服上方 2 剂，右眼充血大大减轻，微痛，头昏，口干减轻，二便可，舌红，苔白，脉平。

处方：

泡参 15g	菊花 15g	桑叶 15g	麦冬 9g
玄参 9g	扁豆 12g	谷芽 15g	麦芽 15g
白芍 12g	茯苓 12g	女贞子 15g	旱莲草 15g
连翘 15g	生地黄 9g	甘草 5g	潼蒺藜 15g

随访：服上方 3 剂后，诸症消失而愈。

编者按：此案为带状疱疹，因初诊时疱疹尚未发出，仅以"右眼充血痒痛"为主症，伴苔白黄厚，辨证为上焦风热夹湿，选桑菊饮合三仁汤加减，以疏风清热，宣湿导浊，仍不失辨治准确。在具体用药时，杨老仍有所考究：以桑叶、菊花、蝉蜕、黄芩疏风清热；肺主一身之气，以杏仁辛开苦降，开肺气，启上闸，气化则水行；藿香、佩兰芳香化浊，厚朴、枳壳宽胸理气，以运中焦而化湿；六一散、薏苡仁淡渗利湿于下。并认为老年人肝肾不足，虽为湿热之证，亦不能轻易投用清利下焦之药，如车前子、泽泻之属。又因患者口干喜饮，故遵三仁汤原方义"渴者去半夏加瓜蒌根"以清热生津。二诊时疱疹显现，患眼痛等症无明显减轻，但舌苔较初诊时变薄，说明服前方后，湿热郁遏之势有所减轻，故继用前方化裁：去杏仁、枳壳，加荆芥增加祛风消疱肿之力，加通草助清热利尿。并外用二味拔毒散擦疱疹处以清热解毒敛疱。至四诊、五诊时，患者右眼痛减轻，疱疹消退，舌苔消退为薄黄苔，但仍感口干喜饮，此乃湿热渐退，气阴不足之象，故于桑菊饮中加益气养阴之品，如泡参、麦冬、石斛、白芍、玄参、花粉及补益肝肾之品，如女贞子、旱莲草等而收功。

3. 阴虚痹证，以育阴养液为主

1959 年，某女，30 余岁，形体瘦小，两下肢疼痛已一年多，屡经治疗未愈，不能下床行走，经成都市工人疗养院治疗数月亦无进步，自诉平时月经一贯先期而至，色量正常，畏热（在哈尔滨时，虽是冬季也只穿单下装）。每次服中药均有不舒适之反应。头常昏，睡眠较差，大便干燥。舌微红，少苔，脉细而微数。

杨老分析如下：从形体上来看，初步确定为阴虚液少的体质；天气严寒而衣着单薄，正如王冰所谓"寒之不寒是无水也"，亦属于阴虚；月经先期为热，再结合头昏难寐、大便干燥等症，无一非阴虚液少之表现；就细而数的脉象来说，细为仗阴之影，数为营液之耗，亦属阴虚人之脉象；每服中药即有不适反应，应该考虑是患者对中药过敏，或者是药不对症。按一般治疗之肢体疼痛，通常是用祛风除湿之药，这类药物大都是辛燥通利之品，与此病恰恰相反，所以服后有不适感觉，因此不难想象，药不对症的可能性很大。

综上，此下肢疼痛乃是阴虚液耗、筋失所养所致，属阴虚痹证，应以育阴养液为主。

处方：生地黄、丹参、麦冬、刺蒺藜、旱莲草、女贞子、焦黄柏、龟板、桑寄生、石斛、玉竹、怀牛膝、赤芍、白芍、云茯神。

上药熬膏，每日早、晚各服一次，每次三钱，淡盐开水下。

服后症状大减，半个月后曾复诊一次，精神活泼，下床行动自如，乃继服原方。之后有同志到彼处，云此病人已经无不适表现。

编者按：此方中实际还寓有古方四神煎主药于其中，该方首载于清代鲍相璈的《验方新编·腿部门》，能扶正养阴祛邪，清热解毒，活血通利关节，主治鹤膝风之两膝疼痛，膝肿粗大，大腿细，形似鹤膝，步履维艰。组成有生黄芪半斤，远志肉、牛膝各三两，石斛四两，金银花一两。由此可见，杨老博览医书，善于灵活运用。将汤剂改为膏剂服用，是因本案属病程缠绵之虚证，用膏剂缓服以补之。

4. 虚中夹热之血崩，补剂中适当加入苦寒凉血之品

1960 年，吕某，女，20 余岁。一年前因刮宫引起大出血，此后月经量特别多，20 余天即来潮，持续时间长。西医诊断为"子宫功能性出血"，经服中西药一年多无效，已准备做手术摘除子宫，病人悲观失望，情绪非常不安。就诊时病人形体消瘦，精神不振，心悸头晕，面白无华，心悸食少，腰酸乏力，头晕眼花，夜难入睡，大便干燥，饮食尚可。面色虽苍白，但唇赤而干，舌质较赤，尚有津液，脉细弱微数。杨老诊断为血崩，辨证为气血两虚，肝肾不固兼有内热。用益气补脾、养血益肝、固摄下元之法治之。药用四君子加黄芪、怀山药等健脾补气血；阿胶、熟地黄、酸枣仁、白芍、女贞子、肉苁蓉养血益肝肾；龙骨、牡蛎、乌贼骨、杜仲等固摄下元；炒黄连、炒黄芩、焦栀子、藕节、生地炭等清血热。服数剂后，月经来潮时经血显著减少，精神、睡眠、饮食好转。又服十多剂，月经基本正常。服药数月，月经正常，所有症状已完全消失。数年未见复发。

编者按：杨老认为，本病属中医崩证的范畴。由于出血过多，气血受伤，治疗原则是补气养血兼固摄下元。但此病往往虚中有实，最常见的为内热，治疗时在补剂中应适当加入苦寒凉血之品。若治这类虚中夹热之病，补而不清，或清而不补，皆非所宜。

六、脾胃病辨治

1. 善用理中，温理脾阳

寒侵太阴，或情志抑郁，饮食停滞，伤及脾阳，杨老善用理中汤温理脾阳，其临证加减，杨老尤为推崇曹仁伯《继志堂医案·肿胀》中所言："如中宫之阳气不舒用干姜者取其散，少腹之阳气下陷用炮姜者取其守，其变换在大便溏与不溏。湿甚而无汗者用茅术，湿轻而中虚者用冬术，其变换在舌苔浊与不浊……设脾家当用理中汤而胃家有火，则古人早定连理一方矣；设气机塞滞，古人早定治中一方矣；设脾家当用理中而其人真阴素亏者，景岳有理阴煎矣。其肾中真阳衰者加附子固然矣。其衰之甚者，古人又有启峻之方矣。"

验案 1：脾阳受伤案

周某，男，61 岁。1945 年 3 月初诊。平时体质较差，偶因精神不快，伤食而病，经治十余日，病情加重。患者精神疲惫，面色晦滞，脘腹胀满，纳少便溏，尿量稍短不黄，舌苔白润，两脉大而无力。

处方：

| 洋参须 9g | 白术 15g | 干姜 9g | 炙甘草 6g |
| 黄附片 15g（先煎） | | 陈皮 6g | |

服 3 剂后，胀减食增。又续服 5 剂，精神气色亦趋正常，后未复发。

编者按：患者年事较高，病已旬日，并曾出现手足厥冷，有由脾伤及肾之征，故以加味附子理中汤治之。

2. 阴寒格拒，分清缓急

小儿慢惊风，多见于胎禀不足或脾胃素虚，复因吐泻日久误用寒凉，致脾肾阳虚，不能温煦筋脉而生内风，为亡阳欲脱之证，但见症状一二，即应益气回阳固脱，不可待诸症悉具，以免延误投药时机，危及生命。对吐剧、乳食难进者，为阴寒格拒，应衡量缓急，以降逆止呕为急务。有的患儿还出现体温升高，此乃阳气虽衰但未完全挫败，犹能与疾病作斗争的表现，不可误为热象而妄投清凉退热之剂，只有急用辛热方药振奋阳气，回阳固脱，才能挽救之。

验案 2：慢惊风阴寒格拒案

成某，男，1 岁零 6 个月。1961 年 5 月初诊，持续吐泻 1 周，西医诊断为中毒性消化不良。经抗菌、补液、输血等治疗无效。患儿面色苍白，烦躁不安，体温 39.6℃，呕吐频繁，腹泻，大便稀黄量少，水乳难进，偶有惊厥。舌苔灰白滑润，腹胀如鼓，但按之柔软，指纹青紫而粗，已过气关，脉象数疾，重按则模糊不清。断为阴寒格拒，有慢惊趋势。拟先温中降逆以止吐，后培补脾肾。

处方：

丁香 4.5g　　　　炮姜 4.5g　　　　肉桂 4.5g　　　　胡椒 3g

灶心土 100g（煮水煎药）

上药浓煎频服，患儿服后呕吐渐止，腹泻次数减少。服完两剂，体温降至正常，其他证候亦明显好转。改用加味理中地黄汤：

处方：

党参 6g　　　　白术 6g　　　　炮姜 4.5g　　　　熟地黄 6g

怀山药 6g　　　　枣皮 6g　　　　茯苓 6g　　　　杜仲 6g

菟丝子 6g　　　　枸杞子 6g　　　　炙甘草 6g　　　　黄附片 4.5g（先煎）

服上药以温补脾肾，又服 3 剂痊愈。

编者按：脾胃主升降，脾不升则泻，胃不降则吐，吐泻并作，乳食难进，已成阴寒格拒之势，应以降逆止呕为急务。逐寒荡惊汤、加味理中地黄汤均出自清代医家庄在田的《福幼编》，乃主治慢惊先后之方，《成方便读》谓逐寒荡惊汤："小儿为稚阳之体，元气未充，虚则生寒，以致生气日索，阴气日甚。斯时也，若仅以区区温补之剂，缓不济事。故以炮姜、肉桂、丁香等破阴回阳，以复下焦之生气；但寒痰之在上膈者，格拒汤药，呕不能下，故以胡椒之大辛大热者，冲开寒痰，而以伏龙肝散逆和中，自不致呕而不纳。"加味理中地黄汤则是在先服逐寒荡惊汤致呕吐止后服之，功能"助气补血，回阳救逆，治小儿慢惊、气血极虚、神衰体弱至极者"。

3. 阳虚水泛，温药和之

王旭高的《环溪医案》语："痰之本在脾肾。肾虚则水泛，脾虚则湿聚，二者均酿痰之本。"尤在泾的《金匮翼》语："痰即水也，其本在肾；痰即液也，其本在脾。在肾者气虚水泛；在脾者土虚不化。"均指明痰饮的病机和病位。关于其治疗大法，杨老遵仲景"以温药和之"之训，以真武汤及苓桂术甘汤为温化痰饮的主方。

验案 3：脾肾阳虚痰饮案

徐某，女，70 岁。1974 年 2 月初诊。病人咳喘痰多，面及下肢浮肿，心累纳少，动则咳嗽加重。西医诊断为"肺心病"。注射抗生素，口服强心利尿药，病情时减时增，已持续两月余。现神疲乏力，大便稀，有时成形，小便量尚可，色不黄。血压 14.6/8.2kPa。

处方：

白术 15g	黄附片 15g（先煎）	白芍 12g	茯苓 15g
肉桂 6g	生姜 10g	炙甘草 6g	泽泻 9g

上方服 3 剂，痰少喘平，浮肿消退。原方加杜仲 15g，核桃肉 15g，补骨脂 15g，又服十余剂，精神渐旺，可以自行从三楼上下，乃停药休养。次年冬季虽再发，但病情较轻。

编者按：本例患者病情迁延反复，咳喘痰多，面及下肢浮肿，实乃脾肾阳虚，水泛为痰之痰饮，拟温阳固肾、化气行水之真武汤治之。因其年高久病，下元虚惫，病情减轻，应加入补肾方药以资巩固。

4. 脾阴虚甘淡实脾，胃阴虚甘凉濡润

唐容川的《血证论·脏腑病机》中说："脾土以湿化气。脾气不布，则胃燥而不能食，食少而不能化，譬如釜中无水不能熟物也。"脾胃互为表里之脏腑，关系密切，脾阴虚与胃阴虚的症状每有相似之处，但病因却各有不同。脾阴虚多由于内伤气血，胃阴虚多因热伤津液，治疗时则各有侧重。治脾阴

虚之法，当甘以补之，淡以渗之，补中寓有通意，以助脾之运化，不致妨碍气机流畅。胃阴虚者，则倡叶天士主甘凉濡润法以养之。

验案4：阴虚内热肺痨案

廖某，男，60岁。1983年4月初诊。患者患肺结核3年，曾咳嗽咯血，经西医抗结核治疗一年多，血止咳减，但面乏血泽，精神疲软，纳呆食少，四肢无力，有时手足烦热，偶有微咳，口干不欲饮，大便量少不畅，小便微黄，舌质如常，苔薄白乏液，脉象缓和。

处方：

泡参 15g	怀山药 15g	扁豆 10g	杏仁 10g
米百合 15g	桑叶 15g	枇杷叶 15g	玉竹 15g
莲米 15g	生谷芽 15g	薏苡仁 15g	甘草 6g

服8剂后，饮食增加，烦热微咳消失，乃去杏仁、桑叶、枇杷叶，加白术12g，茯苓12g。半年中断续又服20余剂，一切恢复正常。随访至今情况良好。

编者按：本案为阴虚内热，肺痨日久，伤及脾阴，用甘淡实脾法治之。因久咳肺阴亦伤，故兼润肺止咳。对此类慢性消耗性疾病，采用滋养脾阴之法，常用药物如莲米、扁豆之属，可增强食欲，改善营养，提高抗病能力，促进身体恢复。

验案5：胃阴虚伤及下元案

廖某，女，65岁，有高血压、冠心病病史，1983年初诊。患者头晕胸闷，心烦口干，食少眠差已月余。大便干燥，尿少微黄，舌绛无苔如镜面，全无津液，脉象细而微数。血压20/13kPa。此乃胃阴虚，伤及下元。当益胃生津，滋养肺肾。

处方：

泡参 20g	玉竹 15g	天冬 10g	麦冬 10g
石斛 15g	白芍 12g	玄参 15g	生地黄 15g
龟板 15g	女贞子 15g	旱莲草 15g	菊花 15g
甘草 6g			

服4剂后病情减轻，去天冬，加扁豆，间断又服20余剂，血压正常，胸闷及其他症状基本消失。随访10余年，情况颇好，能胜任家务劳动。

编者按： 胃阴虚者，多系阴虚阳旺体质，不善调摄，或热邪伤津所致。以知饥少纳、舌绛咽干、难寐烦渴、二便不爽为常见症状。叶天士主甘凉濡润法以养之，如伤及肺肾者，须同时兼治。

验案6：胃阴虚遗尿案

包某，男，3岁。1984年3月23日因遗尿2个月，加重1周来诊。患儿面色润泽，精神颇佳，睡眠饮食正常，大便通调，近两个月来发生遗尿，时有日间亦尿湿下装。咽略充血，口渴喜饮，喜吃辛燥。舌质微绛，少苔乏液，脉微数。辨证为热伤胃阴之遗尿症。拟益胃清热，佐以固涩。予益胃汤加味。

处方：

泡参15g	麦冬9g	玉竹9g	生地黄12g
知母9g	黄芩9g	怀山药12g	丹皮6g
泽泻6g	龙骨12g	牡蛎12g	甘草3g

上方服4剂后遗尿即告愈。随访1年未复发。

编者按： 临床治病，知常达变为贵。遗尿之病，小儿居多。有夜间遗者、梦意遗者、日间遗者三种形式。其成因，前医多认为下元虚寒，膀胱失约而成。又有肺脾气虚，水道约制无权之遗尿；热邪客于肾之遗尿；心气不足之梦中遗尿；肝经郁热，疏泄太过，膀胱不藏而致遗尿；不良习惯而致遗尿等。杨老认为，此患儿体质正常，辨证求因，唯一可作发病根源者为胃阴受伤，阴伤则影响气化通调，从而发生遗尿。治疗乃不按常套，用益胃汤加味治愈。

5. 胃脘结滞，古方奇效

治疗胃有结滞，若用导滞散结、通降行气之常用方药无效时，杨老用古方二贤散治疗胃脘结滞证，常获奇效。徐灵胎犹主张"广集奇方，深明药理，然后奇症当前，皆有治法"（《医学源流论》）。但任何奇方，都有局限性，须用之得当，自可收立竿见影之效。

验案 7：胃脘结滞案

徐某，女，28 岁。主诉：胃脘胀痛、吞咽梗阻 1 年多。1943 年来诊。自诉一年前发生胃脘隐痛，食后反胀，随时感觉胃上顶住。但不发呕冒酸，食米饭及稍冷稍硬之物，则有梗塞现象，每日只进面食及半流饮食。大便半干，解出不畅，小便短少微黄。经西医诊治无效。患者形体消瘦，面乏泽润，情绪低沉，舌质略赤，苔淡黄而厚、不干，脉沉弦微数有力。具有中脘阻滞症状，虽精神疲惫，但无衰竭象征，因此用辛通咸润之剂清化痰热颇为相宜。乃嘱日服"二贤散"三次，每次二钱，鲜开水调成糊状，温水冲服。一料服完，病即豁然，从未复发。

杨老按：二贤散见于《本草纲目》橘皮条下，用橘皮一斤，甘草、盐花各四两，水五碗，慢火熬干，焙干为末，白汤点服。此方还载于《普济方》《医方集解》等，组成虽有增减，但均以上方为基础。李东垣谓橘皮之用有三："一导胸中寒邪，二破滞气，三益脾胃。"由于病属慢性，中气已伤，应缓调以维护胃气，故配伍甘草；加食盐咸润降逆，软坚导滞，气机调畅，痰滞得下而中气不伤。同时采用散剂，系根据《本草纲目·序例》引华佗之言"散可以祛风寒暑湿之邪，散五脏之结伏，开利肠胃"的理论而确定的。其适应证为痰火上逆所致的胸脘痞满、咳痰黏稠、肠胃结滞等。因此，《普济方》列入积聚门，《医方集解》为除痰之剂。所以，用本方治疗的病人虽有衰弱现象，但舌苔淡黄而较厚，脉象沉数有力，不应误认为虚证，尤须注意。

编者按：杨老认为，《素问·灵兰秘典》分别列举各脏腑的官能，而把脾胃合并为"仓廪之官"，说明脾胃在生理上的官能是一致的，与其他脏腑的官能各有特点不同。因此，在治疗脾胃病时，可不必强行化分。又由于脾与胃是脏腑关系，具有主运化和主受纳腐熟的不同，在病理情况下，如果有突出表现，可采取分治或有重点地进行治疗。脾胃为后天之本，气血生化之源。脏腑之阴阳亏虚，均与脾胃有关。故脾胃病涉及面相当广泛，有因脾胃病而影响其他脏腑者，亦有因其他脏腑病而影响脾胃者。必须根据病情，分清主次，辨证论治。

6. 补后天之本，巧治目疾

杨老患有目视无力，多视，便酸涩，用补脾之方获效。王宇泰谓："目能视细字，绝无昏花，但不能耐久，此不足不在阴精而在阳气明矣。"而用益气聪明汤加减治之而愈。治疗目疾不主张用六味地黄丸。并引《医学钩元》目疾不宜服六味地黄丸辨："泽泻、茯苓、渗水、山萸肉不宜于目。"主张用补脾的方法以治之。并引李东垣之说："五脏六腑之精气，皆禀受于脾，上贯于目，脾者诸阴之首也，目者血脉之宗也，故脾虚则五脏六腑之精气皆失所司，不能归明于目也矣。"但杨老同时认为，不应对六味地黄丸治疗目疾完全加以否定。余东扶的《古今医案按》称："《内经》谓气脱者目不明。"《难经》谓："脱精者目盲。"丹溪治前者用人参膏；薛立斋治后者用六味地黄丸加麦冬、五味子。若忽然目盲，不因赤昏肿痛所致及翳状努肉所蔽，则因五脏六腑之精华内竭，不复上注于目，故非补不可也。据此，治疗目疾，首先应先除去由外来因素引起的目疾属于实证或热证外，由阴伤所致者，六味地黄丸不应列在禁例。同时，六味地黄丸乃一开一阖之法，补中有泻，火平水旺，目自滋荣。如果目疾由阴液亏耗而致较甚者，又当采用滋填之法，可以用杞菊地黄丸去丹皮、泽泻，加二至丸、桑椹、潼蒺藜、石斛、制首乌等治之。对于老年肝肾阴虚，眼目昏花，或高烧日久阴液大伤而致视物不清，可促进视力恢复。

补脾法治疗目疾，多适用于腹泻日久伤脾，健运功能障碍，营养物质随泻丧失，目失滋荣，进而影响视力，所以用补脾之法，以补后天之本。轻者四君、六君、参苓白术散等可以奏效；重者由脾及肾，阳气受伤，又应脾肾双补，阳气来复，腹泻渐止，营养情况改善，目有所养，视力方有进展。病案举例如下：

某孩，男，年一岁半。反复腹泻两月余，形体消瘦，面色萎黄乏泽，角膜昏暗。眼科医生谓系营养不良，嘱其服鱼肝油。当时考虑患儿腹泻未止，脾阳受伤，对于鱼肝油这类高脂肪药物难以吸收和利用。同时患儿舌质淡，苔白滑，指纹纤细青紫，已达气关，四肢欠温，脾伤及肾，应温补脾肾。拟用加味桂附理中汤治疗。

处方：

黄附片 15g（先煎）　　炮姜 7.5g　　　　白术 15g　　　　肉桂 7.5g

潞党参 15g　　　　　　菟丝子 10g　　　杜仲 10g　　　　砂仁 7.5g

炙甘草 7.5g

上药浓煎频服，日进一剂。服后腹泻渐止，饮食增加，调治月余，全身情况好转，目疾亦愈。可见，用补脾之法治疗目疾，是治疗此种病的方法之一。但必须根据病情，用药恰当，才能取得预期的效果。

七、黄疸辨治

杨老治疗传染性肝炎有丰富的临床经验。1961 年，河南省肝炎流行，受成都市卫生局委派，曾代表四川赴河南，与当地医务人员共同诊治，对遏制当地肝炎的蔓延做出了贡献。现根据杨老在 20 世纪 50 年代总结的 30 余例黄疸医案，将杨老治疗黄疸的临床经验进行总结。

黄疸是以目黄、身黄、小便黄为主症的一种病证，其中目睛黄染为本病的重要特征，常与胁痛、癥积、鼓胀等病证并见，可涉及西医学中肝细胞性黄疸、阻塞性黄疸和溶血性黄疸。常见的有急慢性肝炎、肝硬化、胆囊炎、胆结石、钩端螺旋体病、蚕豆黄及某些消化系统肿瘤等疾病。黄疸的病机为湿邪壅阻中焦，脾胃失健，肝气郁滞，疏泄不利，致胆汁疏泄失常，胆液不循常道，外溢肌肤，下注膀胱，而发为目黄、肤黄、小便黄之病证。病理表现有湿热和寒湿两端。由于致病因素不同及个体素质的差异，湿邪可从热化或从寒化。若湿从热化，湿热交蒸，发为阳黄；湿从寒化，寒湿瘀滞，中阳不振，发为阴黄。治疗大法为化湿邪，利小便。如属湿热，当清热化湿，必要时还应通利腑气，使湿热下泄；如属寒湿，应健脾温化，淡渗利湿以退黄。杨老的这些病案，有阳黄、阴黄、鼓胀等，涉及急性肝炎、慢性肝炎、溶血性黄疸、肝硬化等多种疾病，其治疗大法不离传统中医之化湿利小便，在继承中又有创新发挥，融汇六经辨证及温病学各家理论，临床思路开阔灵活，遣方用药严谨周全。

1. 湿热黄疸，六经辨治

对于湿热黄疸的治疗，杨老善用《伤寒》《金匮》之理，采用六经辨证治之，每获佳效。

（1）湿热黄疸急性期

急性黄疸型肝炎，症见身目俱黄，黄色鲜明，食少呕恶，胁痛口苦，大便秘结，舌红苔黄。治以清热通腑，利湿退黄。方用茵陈蒿汤。

（2）表证发黄

湿热黄疸兼表证，症见湿热黄疸伴恶寒发热，头痛，咳嗽，胁痛，舌红苔黄，脉浮数。治以辛凉解表，宣肺利湿。常用药物有苏梗、黑荆芥、藕节、茅根、芦根、石斛、黄连、黄芩、郁金、扁豆皮、谷芽、竹茹、枇杷叶等。《景岳全书》将黄疸分为四类："曰阳黄，曰阴黄，曰表邪发黄，曰胆黄也。"颇为中肯。《金匮要略》指出："假令脉浮，当以汗解之。"

（3）阳明发黄

湿热黄疸伴阳明证，症见黄疸伴心中烦热，脘痞腹胀，便秘溲黄，舌红脉弦。治以通腑泻热，利湿退黄。方用茵陈蒿汤。《景岳全书·杂证谟·黄疸》曰："或表邪不解，自表传里，而湿热郁于阳明者，亦有黄证……阳明实邪内郁痞结胀满者，宜先下之，然后清其余热……若但有湿热内实胀闭等证而外无表邪者，茵陈蒿汤主之。"

（4）少阳发黄

湿热黄疸伴少阳证，症见全身黄疸，头痛发热，小便黄，食少体倦，两胁胀痛。病机为邪在少阳，内郁湿热，故治法为和解少阳，清利湿热，小柴胡汤化裁。

（5）少阳阳明同病发黄

湿热黄疸伴少阳阳明同病，症见全身黄疸，干呕身痛，寒热口苦，食欲不振，苔白黄厚，脉弦数。治以和解通里。方用大柴胡汤合茵陈蒿汤加减。

（6）湿热阻滞气机

症见身目俱黄，胸胁苦满，口苦呕恶，小便黄赤，大便不爽。初期清热宣湿并重，和中利小便，方用茵陈胃苓汤加减。口苦，脉濡数，去桂枝之辛热；呕恶，去甘草之滞膈满中，加鸡内金消食导滞，加白蔻仁醒脾化湿。其后若湿邪渐轻，热象显露而出现燥屎内结时，常用茵陈蒿汤加鸡内金、白蔻仁等以荡涤肠胃；湿去热存常出现鼻衄，予清热凉血止血，常用药物如黑荆芥、藕节、茅根、炒栀、郁金、连翘、赤芍、白芍、茵陈、甘草等。后期余热未尽仅小便黄，即用清心利小便之法（如导赤散）而收功。

（7）湿热伤阴

症见如口干眼花，喉痛，舌干红乏液，热气上冲，目眵，舌红少津，脉弦细。治以清热养阴，疏肝健脾。常用药物为芦根、竹茹、白菊、焦栀子、石斛、连翘、炙薄荷、浙贝母、扁豆皮、炒玄参、谷芽、甘草、苏梗等。其治重在清热养阴，而不急于祛湿，认为：“盖祛湿之药，均有损伤体液之嫌，要看热减液增之后，如果湿邪尚存，方考虑用祛湿之药。”

2. 寒湿阴黄，温补脾肾

（1）常用证治

症见身目发黄晦暗，神差乏力，脘痞隐痛，肠鸣嗳气，纳差便溏，舌苔灰白而厚，脉细濡。治以温养脾胃，和中退黄。予茵陈四逆汤配香砂六君片。

（2）阴黄伴肿胀

症见身目发黄如烟熏，腹胀大，下肢凹陷性水肿，心悸心累，小便深黄，苔白厚浊，脉弦。属脾肾阳虚，水湿不运。治以温补脾肾，化气行水。方用茵陈胃苓汤加附子。

3. 恢复期辨治，健脾和中，养肝柔肝

（1）脾虚失运

脾虚失运最为常见，症见神疲纳差，胁胀便溏。杨老根据《金匮要略》“见肝之病当先实脾”，采用健脾和中、养肝柔肝之法调理。健脾用四君子汤加怀山药、莲米、扁豆、薏苡仁、香砂六君子片等，养肝用一贯煎合二至丸加白芍、潼蒺藜等。

（2）根据体质因素辨证

如形体消瘦、舌质红者，辨为阴虚阳亢，采用养阴清热之法。常用药物如生地炭、石斛、茯苓、炒白芍、焦栀子、知母、玄参、白菊、丹参、女贞子、潼蒺藜、泽泻、甘草等。

（3）肝功能异常

临床症状不明显，但肝功能检查仍异常者，可用大剂甘草（五钱，约15g）煎汤服，能促进肝功能的恢复。

（4）胁下痞块

病程多较长，为本虚标实之证。阴血亏虚、血瘀不行为本，湿热阻滞、疏泄失职为标。故杨老常先用清热退黄、行气调肝治其标，黄疸渐退后用养血益肝、软坚散结以治其本。常用药物有潼蒺藜、女贞子、金铃炭、茯神、香附、鸡内金、焦栀子、赤芍、白芍、茵陈、瓜蒌、枳壳、麻仁、丹参、牡蛎、鳖甲、当归等，或加阿魏丸内服。

4. 纷杂伴症，随症加减

（1）巅顶痛、胁痛、眼花头晕

治以清热镇肝。常用药物有天麻、白菊、茯神、石决明、潼蒺藜、夏枯花等。

（2）胁痛、胃痛

①肝郁气滞，犯胃作痛：伴见胸胁胀闷，情志不舒，舌红脉弦，宜调气解郁。常用药物有香附、木香、陈皮、青皮、柴胡、薄荷、厚朴、枳实等。②血虚肝郁：伴见眩晕耳鸣，面白无华，舌淡脉细，治以养血柔肝。常用药物有熟地黄、酸枣仁、沙参、麦冬、当归、枸杞子、潼蒺藜、金铃炭、旋覆花、甘草等。此乃清代名医魏玉璜治血虚胁痛之法，使肝得此养，自不犯胃作痛，故不必治胃而痛自止。③肝热犯胃：伴见口苦咽干，胁肋灼痛，心烦易怒，舌红，脉弦数，宜清热泻肝。当用黄连、丹皮、龙胆草、栀子等。④湿热阻滞气机：伴见口苦脘胀，苔黄白厚腻，脉濡数，治以清热利湿，和

中调气。予茵陈胃苓汤加左金丸、旋覆花等。⑤阴虚阳旺：伴见头昏耳鸣，喉痛齿痛，失眠梦多，舌红苔黄，脉弦，治以通络行气，柔肝滋肾。常用制旋覆花、炒白芍、金铃炭、炒丹参、甘草、香附、潼蒺藜、生地炭、麦冬及六味地黄汤加焦黄柏、白芍、杭菊、枸杞子等。

（3）湿去热存常鼻衄

治以疏风清热，凉血止血。常用药物有黑荆芥、藕节、茅根、炒栀、郁金、连翘、赤芍、白芍、茵陈、甘草等。

5. 花斑竹治黄疸，湿热早期效佳

花斑竹即苦杖，性味苦寒，归心、肝二经，能破瘀血，消癥结，清热排脓，祛湿，利小便，镇痛。因其既能清热除湿，又能调畅气血，对于气滞血瘀、湿热内郁所致之各种病证皆有很好的疗效。因其通利太甚，忌用于孕妇及虚寒衰弱者。不良反应有头痛恶心、腹痛腹泻及血尿等。

用于治疗肝炎属湿热者，有无黄疸兼能奏效。单用或复方使用均可：①使用越早效果越好。即使病程半年以上，肝脏变硬者亦有效。②青壮年病情单纯者效果明显。③夹杂病较多、老年人、体弱者慎用。④日用量不超过30g，始用小剂量，无反应再加量。⑤小便过多或失禁、孕妇及月经量多者忌用。

处方：

花斑竹 12g	金钱草 31g	满天星 15g	苦荞头 15g
六谷根 4.5g	夏枯草 7.5g	苟草根 7.5g	水皂角 4.5g
萝卜头 4.5g	舒筋草 7.5g		

上药水煎服，加白糖 15g 兑服，一日一剂。此方具有利小便、消肿胀、清热祛湿、补中健脾的作用。

6. 辨体质以分虚实阴阳

杨老一贯注重治病须辨体质的思想，认为："邪之中人，必随人体的情况而有不同的转化。如阳虚脾弱者，则湿必伤其阳气；阴虚血燥者，则热必耗其津液。所以感受虽同，而所伤为异。"故辨证用药时时从患者的体质考虑，如属阳虚脾弱体弱者，多以温补脾肾；阴虚血燥者，则甘润调养脾胃，或清热养阴，或滋补肝肾。

7. 平肝之"平"乃阴阳平衡

杨老认为，平肝之"平"乃指达到阴阳平衡，不要认定是尅削，因为很多原因都可以导致肝脏与其他脏器功能失调而失去平衡。医者欲治此证，治法亦相当广泛。例如，肝火亢盛、肝气阻滞、肾虚水不涵木，均可发生肝旺之象，治疗上用龙胆泻肝汤、三丰伐木丸泻肝伐肝以平之；六味、杞菊滋肾养肝以平之；盖阳有余而阴未伤者泻肝伐肝以平之；阴虚不能涵木而久见阳旺者，滋养以平之，应活用。肝阳上亢、肝阴虚，忌用升提、温燥之药。

川派中医药名家系列丛书

论著提要

杨莹洁

一、论文简介

杨老早年发表的论文较多，但由于时隔过久，如今可查询的仅有以下数篇，均已收录在《洁庐医学丛谈》一书中。其中的内容均已在本书学术思想及临床经验中加以总结，故不赘言。

1. 治疗流行性乙型脑炎的体会（1980 年）

此文杨老 1980 年发表于《四川医学》，该文有以下特点：

（1）全方位详细阐述

杨老连续四年参加流行性乙型脑炎的治疗工作，在治疗过程中发现的一些问题，根据中医的观点，杨老对自己的看法和体会予以总结。杨老认为，在病机及辨证方面，根据"乙脑"的症状及体征，结合发病季节，属于中医"暑温"的范畴，但应根据不同的气候分别论治。暑偏热者及暑偏湿者，应按卫、气、营、血进行辨证，并有所侧重。处方用药上，杨老强调以白虎汤为基本方，尤其应对石膏加以重用，同时必加粳米以养胃，减少石膏寒凉之性对中焦的影响及混悬作用。杨老还指出发汗、攻下、利小便之法，在一般情况下不宜妄用，如果通过辨证需用以上治法者，要当机立断，迅速选用，以免贻误病机。在治疗过程中严防虚脱，可用独参汤抢救。对于乙脑的后遗症，杨老认为一是血少津枯，二是余邪未尽。血少津枯者，舌苔薄白，舌质赤而干，宜生津养血；余邪未尽者，舌苔多黄厚，脉多弦数，宜清热通络。温燥的方药，用之宜慎，方能提高疗效。

（2）持续研究，展望将来

文章最后，杨老还对乙脑的治疗提出了一些有待改进之处。由于中医给药方法均系口服，经过吸收后，方才发挥作用，因此见效较慢，如果制成针剂，改变给药途径，还可免去鼻饲，减少不必要的刺激。同时，杨老指出本病痰涎较多，抽搐的加重与高热密切相关，故息风祛痰、降低体温，是必须深入研究的课题。该病由呼吸衰竭而致死亡者较多，印证了吴鞠通所分析的温病"肺之化源绝"为死亡原因之一，因此预防和控制呼吸衰竭，是治疗本病时亟待解决的问题。

2. 读张石顽治汪姓案的分析和体会（1982 年）

此文杨老 1982 年发表于《江西中医》，该文有以下特点：

（1）形式新颖

杨老根据清初名医张石顽治汪五符案，将古代医案晦涩的文字及隐晦的表达方式，整理成浅显易懂的病案讨论形式，医案以病人的姓名、年龄、职业开篇，而后对其发病诱因、症状和用药经过进行记述，在会诊意见一段列出当时应诊的数位医家的辨证用药方法。并且杨老在分析讨论一栏对患者的证候及医家的方药进行了进一步的分析，更利于后辈对医案的研读和学习。

（2）以古为镜

杨老在对病案进行分析的过程中，指出古时中医病案的记录情况不够周详，对于阴性证候都省去而未予记录。故而今世之医在记录病证时应对患者各种体征进行记录，虽系阴性，仍应叙述清楚。同时，杨老还在文中强调了腹诊的重要性以及切脉在辨证上起到相当重要的作用，指出如果单凭脉象，不结合症状分析问题，很容易发生错误的判断。望今世后学之人加以重视，以古为镜。

3. 对"成都名医外传沈绍九"一文的意见（1982 年）

此文杨老 1982 年发表于《成都中医学院学报》，该文有以下特点：

（1）尊师重道，实事求是

该文是杨老对 1982 年第 2 期《成都中医学院学报》中登载署名刘静庵所撰写的"成都名医外传沈绍九"一文的纠正和补充。刘静庵在文中暗指沈师在医德方面有所亏损。据杨老十余年的亲身经历，沈师对待病人，不论贫富，均极认真负责。沈师为了方便广大劳苦群众就医，于清光绪二十九年（公元 1905 年）自出巨资，并增募一些资金，设立医馆，延请成都名医定时到馆义务诊病，并随方配药，不另收费。馆址设立于顺城街安乐寺（今中心菜市场）内，为成都第一个送诊医药的医馆，每年就诊者万余人次，深得群众的拥护，体现了沈师"大医精诚"的崇高思想情操。

（2）考据严谨

沈师自述"少年时已开始自修医学，惟所读医书，局限于陈修园一家著述"，刘静庵遂责沈师"不览经典，习读《南雅堂陈修园医书》"。杨老查阅大量经典指出，《南雅堂陈修园医书》包括了《灵素集注节要》《神农本草经读》《伤寒论浅注》《金匮要略浅注》等，以上著作乃是中医基础理论、中药理论中的经典之作，刘静庵所谓"不览经典"显然是对古代医籍不甚熟悉而妄加评论。

4. 读《韩氏医通》记（1983 年）

此文杨老 1983 年发表于《四川中医》，该文有以下特点：

（1）重视源流演变

杨老为了让读者对《韩氏医通》的演变有一个清晰的认识和了解，开篇便简述了该书的成书原因及数次更名的缘由，指出《韩氏医通》为明代韩懋撰集。作者因禀质羸弱多病，从其舅华某及金华王某学医，生平所收集别人及自己的自制之方，应用有效者，编录成册，名曰《韩氏有效方》，后又经补充整理，附入一些理论和病案，改称《医通》。因清代张璐亦著《医通》，后人为了区别，故称韩懋所著者为《韩氏医通》。同时，杨老还对该书学术思想的传承加以阐述，认为该书受南齐褚澄的影响颇深，如"孀尼不能无情，怨旷多情，先散其郁"。又载"处方不必多品，但看仲景方何等简净"等，皆本褚氏的论点。

（2）详细归纳用药特点

杨老对该书的代表方药进行了详尽的分析，以黄鹤丹为例（香附为主药，黄连减半，为细末，水糊为丸），杨老认为由于封建社会对人民的剥削压榨，男子终日辛劳尚难维持最低的生活水平，只能蕴郁于心，而不敢形之于口，故多肝郁化火之病。方中香附平而不寒，香而能窜，有调气解郁之功，故能治气机郁滞引起的多种疾病。气机郁滞日久易于化火，故配伍黄连，相得益彰。

（3）注重医案书写

杨老对该书病案的填写格式大为赞赏，认为此规范的书写方式有助于中医临证资料的留存。书中病案首先记录病人的籍贯、姓名、就诊时间；其次则记录其躯体、色泽及语言声音等情况；再记录发病原因、起病时间、有无寒热、昼夜孰轻孰重、曾服何药；然后通过切脉，根据病人的体质，按病分类，拟定诊断，写出方药，告知服药方法与注意事项。杨老自身在对病案进行记录时，其格式也颇受该书的影响。

5. 读折肱漫录记（1985 年）

《折肱漫录》一书，为明代末期黄承昊所著。作者不是医生，因少年时体弱多病，服药颇多，因此积累了不少实践经验。此书乃作者随笔记录，年六十始整理成书。杨老的《读折肱漫录记》一文 1985 年发表于《四川中医》第 4 期，该文有以下特点：

（1）对药物的作用要有全面的认识

杨老认为，医者用药必须对药物各方面的作用有全面的认识，才能趋利避害，使疾病的治疗达到最佳的效果。《折肱漫录》一书强调医者除掌握药物的效用外，对于它的副作用也是必须重视的。例如，文中记载："盛称枳术丸之能健脾可常服也，而反以伤脾；如言玉屏风散之能御风寒也，而反以开腠理；如稀莶丸之能延年也，而反以耗精神。"

（2）辨证仔细

杨老指出《折肱漫录》一书对一些疾病的少见证候加以强调，并不因为其不常见而略过。例如，阴亏液少而致下肢酸痛，症见"腿软弱无力，劳则作痛如刺"，人皆以为风，这类疾病最容易误诊为由风寒湿杂合而成之"痹证"，使用辛温通利的方药。该证乃是由肝肾精血亏损，或津液不足，使得筋脉失于濡养所致，其下肢"酸疼软弱"乃辨证的关键，不应忽略看过。此等病腿软较显而肿痛不甚，阴虚有内热者可有刺痛，但舌苔不厚腻，津液较差，脉多细数乏力，与"痹证"迥异。杨老强调该书所记者均系自身实际经验，或目睹别人用之有效者，所以该书仍可作为学习中医学之参考。

6. 恙螨性哮喘治验（1986年）

此文杨老1986年发表于《四川中医》，该文有以下特点：

（1）诊查仔细，深入探究

该文记述了杨老在1965年7月1日接诊的一位以"咳嗽、哮喘5年"为主诉的病例。患者多于夏、秋季发作。发病时皮肤发痒，如虫爬行，随即在痒处起一黍米大肿块。患者曾在痒处发现一小虫，微如针尖。杨老敏锐地注意到小虫的细节特征，并将其交由寄生虫专家鉴定，确认为恙螨。杨老投以清热祛痰的方药，患者服8剂后病情明显好转。仍用原方加蜂蜜熬膏，连服3个月后，症状完全消失。随访十余年，未见复发。由此杨老深入思考，推测该方药可能具有脱敏作用，于是决心进一步研究。

（2）精研古籍

根据患者的症状，杨老想到其证候与葛洪《肘后备急方·治卒中沙虱毒方》所载沙虱的形态与生活习性颇为相似。书中云："山水间多有沙虱，其细略不可见，人入水中及以水澡浴，此虫在水中着人，便钻入皮里。其诊法：初得之，皮上正赤如小豆、黍米、粟粒，以手摩赤止，痛如刺，三日之后，令百节强，疼痛寒热，赤上发疮，此虫渐入至骨则杀人。"足见杨老对古籍研读的仔细，连细微之处也无一遗漏并加以推敲。

7. 健儿散治疗小儿厌食症的临床研究（1987年）

此文杨老1987年发表于《中药药理与临床》，该文有以下特点：

（1）重视西医检验

1981年6月至1983年6月，杨老课题组在成都市10所日托幼儿园和3所子弟学校，用健儿散对359例厌食患儿进行治疗和观察。健儿散是杨老自创方剂，用于治疗小儿脾虚胃弱及脾胃阴虚型的小儿厌食。结果：治疗组总有效率为81.25%。本课题运用现代的检验设备及多种检验方法对药物的实验室指标进行了测定，如按北京市中医研究所生化研究室报道的"尿中D-木糖简易测定方法"进行了检测，治疗组于治疗前后各测定一次，对照组服安慰剂前后各测定一次。结果显示，服药前木糖排泄率为 18.92 ± 5.51，服药后为 2.76 ± 5.23，服药后木糖排泄率较服药前平均增加 3.84 ± 1.05，服药前后自身对比差异非常显著（$P < 0.01$），提示健儿散有提高小肠吸收功能的作用。尿淀粉酶含量的测定试验表明，健儿散具有促进胰腺分泌功能的作用。同时还进行了免疫功能测定、血红蛋白测定及药物含锌量测定等检测，是将现代医学检测引入中医研究的大胆尝试。

（2）注重中医理论基础

文中杨老不仅介绍了健儿散的临床疗效，同时还对小儿脾胃的生理特点和小儿厌食的中医病因病机及处方用药原则加以阐述，杨老指出儿体幼稚，脾胃娇弱，易致苦寒败胃。胃主受纳，脾司健运，今脾胃受损，纳化失常，不能生化气血，充养脏腑肌肤，遂形成体弱纳呆、神怠无力、腹胀便溏等证候。另反复外感，热病伤阴，恣食肥甘，积热内生，久而久之，均耗津液，可见烦热、唇舌干红、大便秘结等脾胃阴虚证候。因此，治疗该证型的小儿厌食症应以养胃健脾消积为法，故而健儿散的方药性味多属甘淡平凉之品，全方合用，补而不滞，滋而不腻，气阴双补，补中有消，药中病机，使得用之多效。

二、著作简介

1. 沈绍九医话（1975 年）

《沈绍九医话》一书于 1975 年由人民卫生出版社出版。沈绍九医师于 1896～1936 年在成都行医，积累了丰富的临床经验，在中医学术上有其独到之处，强调辨证论治，治病因时、因人而异，在当时的成都名噪一时。

但沈绍九平生治验资料散失较多，为进一步发扬中医学遗产，总结老中医的临床经验，1975 年由沈老的关门弟子杨莹洁及同门唐伯渊对沈老仅存的部分医案、门诊病案记录、常用验方、口述经验进行收集整理，编辑成书，并对其中不详尽之处做出简要补充。

该书虽不完整，但也可窥一斑，体现出沈老在临床上理、法、方、药的基本规律。

在该书的"医学泛论"中，提出"读书"的重要性，总结出众多古籍皆有独到之处，而需"自出心裁手眼，吸取精华而用之"。

对于疾病，沈老认为，临证需明六，一证候，二病因，三辨似，四治法，五救逆，六善后。提出治病辨证不可拘执于脉象，而察舌最为重要。在妇科疾病的治疗中，突出调经为首要。对于儿科疾病，沈老提出"治小儿毋伤其脾胃"应视为要诀，应中病即止，不要过剂。

对于药物，一要辨，二要尝，凡不能考及考不实之药不可妄用。

2. 增补沈绍九医话（1995 年）

本书成稿于 1995 年，是对原《沈绍九医话》一书的重新整理及资料补充。

原《沈绍九医话》一书成书于 20 世纪 70 年代，在编写过程中，适逢全国开展"批林批孔"运动，对前代名医需划分儒家与法家，而儒家为批判对象，当时中医界也出现了大量批判儒家的文章。在当时的情况下，杨老等对于儒家与法家在中医界如何区分无法掌握，因此在编纂《沈绍九医话》时做了大量删减，使本已不够完整的资料更加残缺。

至 20 世纪 90 年代，为了弥补心中遗憾及对先师的继承，杨老在 84 岁高龄时将原书充实整理，并加上数年收集到的一些资料和原书出版后医家的评论，一并收录，重新修订成书。

该书增补了众多新集的病例，以及对原书"按语"的增加，重点突出并引用各古家对疾病的论述。"按语"中不仅有对师承的剖析，同时融入了自身的发挥与应用，如在"医学泛论"的按语中即记述以师承"合治法"治一高热神昏、肝肾受损的病人，甚为精彩。

对于古家论述的引用，可见沈老所读之广博。书中所载病案，自非一般信手拈来所能，每每于此，皆引各古家之治、之说以类比，既为医者辨思过程，又启后学辨病之由来。所涉医家、医籍甚多。如论"痧"，就有张季明之《医说》、张仲景之《伤寒论》、王孟英之《霍乱论》、郭志邃之《痧胀玉衡》等论述的引用。在"内科"一篇中，增补了"补剂加化气之品"和"久病大伤，以大剂温养滋填"之"填补"法的病案，其中对脉象"久病晚期，而现数脉"的分析尤为启人。

3. 洁庐医学丛谈（1998 年）

《洁庐医学丛谈》成书于 1998 年 12 月，由四川科学技术出版社出版，被列为当时的四川省科技厅课题，时年杨老已耄耋之年。该书较为详细地记述了杨先在学习中医时的点滴体会、读书笔记等。同时载入杨老数十年的临床诊疗经验，并对个别方剂进行重点解析。例如，书中杨老由一医案引出了"二贤散"的来源、古今运用的增损，以及临床使用该方的疗效观察，并对该方的理法进行了剖析。另外，书中还对一些杨老在临证过程中有独到体会的单味中药进行了逐一描述，例如"虎杖"治疗肝炎的机理及宜忌，同时罗列出了民间使用虎杖的一些验方。

对一些古代医籍中记述的验案，杨老以客观的视角对其进行了分析，批判继承。例如，《张氏医通·诸伤门》中有张石顽治幼科汪五符一案，杨老指出，该案未对患儿的小便及舌象进行观察和描述，从而导致该案辨证的错误，以及方证不相符合的后果。另外，杨老对成都名老中医（如沈绍九、黄绪香、薛崇名等）的传记也在书中进行了记载，并告诫医学后辈，"医者意也"，临证当审证求因，周密思考，深思熟虑，方能收效。

书中还对如何学习中医进行了详细的论述，阐述了中医学习的途径、学习方法及学习时间，体现了杨老诲人不倦的高尚品德及对后辈继承和发扬传统中医的殷切希望。

学术年谱

川派中医药名家系列丛书

杨莹洁

1911 年 4 月，杨莹洁出生于四川成都。

1928 年，拜师于四川著名中医沈绍九先生门下。

1933 年，开业行医。

1956 年 5 月，在成都市第一人民医院参加工作，任内儿科中医师，并参加"急性黄疸性肝炎"的科研工作。

1959 年 1 月，调至成都市中医研究所。

1961 年，赴豫参加防治肝炎工作。

1964 年 8 月，调至成都中医学院附属医院。

1979 年 9 月，调至四川省中医药研究院中医研究所（现四川省中医药科学院中医研究所、四川省第二中医医院），任副主任中医师。

1981 年，任主任中医师，从事医疗、科研、教学工作。

1975 年，与同门唐伯渊一同编撰《沈绍九医话》，由人民卫生出版社出版。

1980 年，聘为四川省中医药管理局医技顾问委员会顾问，《四川中医》编委。

1984 年，主持研究"健儿散"治疗小儿厌食症科研项目，荣获卫生部甲级科学技术成果奖。

1986 年，获四川省政府颁发"从事科研工作 50 年以上荣誉证书"。

1993 年，获国务院特殊津贴。

1995 年，著《增补沈绍九医话》。

1998 年 12 月，著《洁庐医学丛谈》，由四川科学技术出版社出版。

2007 年 1 月去世，享年 96 周岁。

主要参考文献

1. 素问 . 北京：人民卫生出版社，2005.

2. 灵枢 . 北京：人民卫生出版社，2005.

3. 难经 . 北京：中国医药科技出版社，1996.

4. 张介宾 . 景岳全书 . 北京：中国中医药出版社，1996.

5. 张仲景 . 伤寒杂病论 . 南宁：广西人民出版社，1980.

6. 赵学敏 . 本草纲目拾遗 . 北京：中国中医药出版社，1998.

7. 吴瑭 . 温病条辨 . 北京：人民卫生出版社，2005.

8. 喻嘉言 . 寓意草 . 北京：中国医药科技出版社，2011.

9. 唐容川 . 血证论 . 北京：人民军医出版社，2007.

10. 余震 . 古今医案按 . 北京：人民卫生出版社，2007.

11. 张秉成 . 成方便读 . 北京：中国中医药出版社，2002.

12. 徐灵胎 . 医学源流论 . 北京：中国医药科技出版社，2011.

13. 李时珍 . 本草纲目 . 北京：人民卫生出版社，2005.

14. 张仲景 . 金匮要略 . 北京：人民卫生出版社，2005.

15. 郑梅涧 . 重楼玉钥 . 北京：人民卫生出版社，2006.

16. 杨璿 . 伤寒瘟疫条辨 . 北京：中国医药科技出版社，2011.

17. 巢元方 . 诸病源候论 . 北京：中国医药科技出版社，2011.

18. 陈复正 . 幼幼集成 . 北京：人民卫生出版社，2006.

19. 叶天士 . 临证指南医案 . 北京：中国医药科技出版社，2011.

20. 虞抟 . 医学正传 . 北京：中国中医药出版社，2011.

21. 李用粹 . 证治汇补 . 北京：人民卫生出版社，2006.

22. 华佗 . 华氏中藏经 . 北京：中国医药科技出版社，2011.

23. 龚廷贤 . 寿世保元 . 重庆：重庆大学出版社，1999.

24. 郑寿全 . 医法圆通 . 北京：中国中医药出版社，1996.

25. 王孟英 . 温热经纬 . 北京：人民卫生出版社，2005.

26. 李东垣 . 脾胃论 . 北京：人民卫生出版社，2005.

27. 李中梓 . 医宗必读 . 北京：中国中医药出版社，2005.

28. 葛洪 . 肘后备急方 . 天津：天津科学技术出版社，2011.

29. 叶桂 . 叶香岩外感温热篇 . 北京：人民卫生出版社，2007.

30. 李时珍 . 濒湖脉学 . 北京：学苑出版社，1997.

31. 汪绮石 . 理虚元鉴 . 北京：人民卫生出版社，2005.

32. 王肯堂 . 证治准绳 . 北京：中国中医药出版社，1997.

33. 甄权 . 古今录验方 . 北京：中国医药科技出版社，1996.